健身气功通用教材

健身气功·导引养生功十二法

国家体育总局健身气功管理中心　编

人民体育出版社

图书在版编目（CIP）数据

健身气功. 导引养生功十二法 / 国家体育总局健身
气功管理中心编. -- 北京：人民体育出版社，2023
健身气功通用教材
ISBN 978-7-5009-6286-1

Ⅰ.①健… Ⅱ.①国… Ⅲ.①气功—健身运动 Ⅳ.
①R214

中国国家版本馆CIP数据核字(2023)第041905号

*

人民体育出版社出版发行
三河市紫恒印装有限公司印刷
新 华 书 店 经 销

*

787×960 16 开本 17.75 印张 207 千字
2023 年 12 月第 1 版 2023 年 12 月第 1 次印刷
印数：1—4,000 册

*

ISBN 978-7-5009-6286-1
定价：60.00元

社址：北京市东城区体育馆路 8 号（天坛公园东门）
电话：67151482（发行部）   邮编：100061
传真：67151483   邮购：67118491
网址：www.psphpress.com
（购买本社图书，如遇有缺损页可与邮购部联系）

编 委 会

主　　　任：董　军

副 主 任：辛　沂

执行主任：崔永胜

编　　　委：郭善儒　　陶祖莱　　宋天彬　　虞定海

　　　　　　崔乐泉　　张广德　　杨柏龙　　王玉林

　　　　　　王　震　　雷　斌　　包文辉　　盖　超

　　　　　　毕　卫

主　　　编：张广德

副 主 编：张玉松　　杨　慧

参编人员：胡晓飞　　孟　霞　　王晓军　　彭翔吉

　　　　　　刘玉萍　　司朝全　　张　健　　杨玉冰

　　　　　　庄永昌　　刘晓蕾　　王巾轩　　于　颖

　　　　　　高玉环　　余　军

总　序

　　气功作为中华民族的文化瑰宝，是一门研究自我身心和谐的学问。据现有资料考证，气功至少已有五千多年的历史。其源起与人类的形成同步，盛行于新石器时代。在春秋战国时期，与百家诸子的学说相结合，形成了完整的理论体系。秦汉以降，流行于社会多阶层。汉朝时，佛教东渐，道教兴起，气功实践与宗教修行相结合，之后在魏晋、隋唐以致明清，又经历数次繁荣昌盛的阶段。大量实践经验的积累，形成了健身气功独具特色的理论体系和丰富多彩的锻炼方法，数千年来为中华民族的繁衍生息做出了卓越的贡献。

　　进入21世纪，健身气功事业发生了翻天覆地的变化，开创了健身气功史上空前的良好局面。国家体育总局健身气功管理中心从挖掘整理优秀传统气功功法入手，并汲取当代最新的科学研究成果，先后编创推出了健身气功·易筋经、五禽戏、六字诀、八段锦和太极养生杖、导引养生功十二法、十二段锦、马王堆导引术、大舞等系列功法，积极引导群众开展健康文明的健身气功活动，满足广大群众日益增长的多元化健身需求。尤其是近年来，国家体育总局健身气功管理中心把健身气功与建设健康中国、体育强国和文化强国结合起来，注重与健康、文化等融合发展，加之《"健康中国2030"规划纲要》等系列国家政策的指引和新时代群众对美好生活愈加迫切的向往，学练健身气功的群众与日俱增，不仅形成了数以百万计的健身气功习练人群，精彩纷呈的健身气功活动在中国城乡开展得如火如荼，而且传播到境外众多的国家和地区，成为世界各国民众了解中国文化和分享健康生活的重要途径。

　　随着学练健身气功的持续深入，广大群众对健身气功的悠久历史和文化内涵全面了解的渴望愈加强烈，对隐藏于古老典籍中的气功健身原理奥秘的兴趣愈加强烈，对千百年来健身气功增进身心健康的经验方法的学习热情愈加强烈，对运用现代科学探索健身气功的研究成果的关注愈加强烈。然而，之前编写出版的健身气功·易筋经、五禽戏、六字诀等系列功法丛书，限于种种原因，仅对编创推广的各种功法进行了简要介绍，未能就功法功理等深层次问题进行系统阐释。为满足广大健身气功习练者的迫切需要，我们经过长时间的论证和酝酿，自2014年起陆续启动了健身气功系列通用教材的编撰工作。因为，健身气功推广普及虽然千头万绪，但关键环节是功法教材。建设什么样的功法教材体系，核心教材传授什么内容、倡导什么样的价值取向和学术导向，关系到健身气功的育人与育才，关系到健身气功的发展与昌盛，关系到中华文化的传承与升华。遗憾的是，健身气功至今尚无一套全面而系统的通用教材。经过专家学者们的审慎研究，此次编撰的系列通用教材，主要包括《健身气功导论》《健身气功发展史》《健身气功·易筋经》《健身气功·五禽戏》《健身气功·六字诀》《健身气功·八段锦》《健身气功·太极养生杖》《健身气功·导引养生功十二法》《健身气功·十二段锦》《健身气功·马王堆导引术》《健身气功·大舞》等。

　　时代是思想之母，实践是理论之源。健身气功绵延数千年，有其独特的文化内涵；新时期编创推广的各种健身气功功法，也有十几年的实践积累。此次编撰系列通用教材，既要加强对健身气功传统文化的挖掘和阐发，也要加强对实践经验的总结和提炼，更要善于聆听时代的声音，使健身气功养生文化与当代文化相适应、与现代社会相协调，把跨越时空、超越国界、富有永恒魅力、具有当代价值的文化精神弘扬起来，进一步推动健身气功创造性转化、创新性发展，激活其生命力，为解决人类健康问题贡献健身气功智慧和方案。这次编撰工作是以科技攻关的方式展开的。《健身气功导论》委托中国科学院力学研究所陶祖莱研究员撰写，主要是从中国传统文化与现代科学相结合的视角，探讨并系统阐释气功健身的基本原理、练功要素和实践指要等内容，从总体上论述了健身气功的共同规律和内容，是贯穿健身气功各功法的生命线。《健身气功发展史》委托国家体育总局体育文化发展中心和天津体育学院联合编撰，是以中国历史发展脉络为主线，着重阐述健身气功的历史演变进程和规律，旨在正本清源，更好地认知、继承和发扬健身气功养生文化。《健身气功·易筋经》等系列功法教材，均是委托原功法编创课题组负责编撰。各功法教材依据经典，征诸实践，分别从史、理、法、效、学、练、教、问等角度讲述各功法的奥秘，既有继承，也有发扬，特别是使过去很多难以言表的、只有靠师徒传授和反复领悟的内容跃然纸上，让学者有迹可循、有法可依，对初学健身气功具有指导意义，亦能指明向更高境界进取的途径。

行百里者半九十。中国汗牛充栋的古代典籍著作，正史之中虽屡见健身气功的蛛丝马迹，但鲜有专文论述，野史、稗史虽记述广泛，然往往浅而不确；历代医家经典虽多有专题论述，却多重其法而简其理、略其论；各家宗教修持秘典，资料虽丰，记述亦详，因或隐语连篇，或语言晦涩，或借喻累牍等缘故，要想挖掘气功健身之奥义，困难亦是颇巨。21世纪现代科学发展可谓迅猛，但面对人体这个复杂的巨系统，至今尚无法用现代科学理论完全解释气功健身养生的机理。何况，古人之思想、生活之环境、知识之背景、认知之方法，与今人已有迥然之别。因此，要想编撰一套适应新时代发展要求、立足中国传统文化、体现国际学术前沿的健身气功通用教材，需要各项目组付出更为艰巨、更为艰苦的努力。"为学之实，固在践履"。各项目组承担任务后，坚持解放思想、实事求是、与时俱进、求真务实，坚持辩证唯物主义和历史唯物主义，紧密结合新的时代条件和实践要求，以全新的视野深化对健身气功规律的再认识，进行了大量的文献检索考证和广泛的调查研究，分别组织了不同类型的教材研讨会，进行了多次集中封闭撰稿和教学实验，反复斟酌、几易其稿、精雕细琢，努力锤炼精品。与此同时，我们还邀请多位学术造诣较高的权威专家组建评审组，在立项评审、中期检查和结项评审等关键环节上严格把关，在编撰过程中积极出谋划策、提供咨询和建议，从而确保高质量编撰教材。值得一提的是，陶祖莱研究员为整套教材的框架设计和内容编写提供了宝贵的智力奉献。在此，我们由衷地感谢各项目组、专家评审组付出的辛勤劳动！

这次编撰教材是健身气功深化改革的一项重要举措。为保证系列教材编撰质量，采取分批启动、分批推出的方式。在编撰过程中，我们做了以下几方面的努力。一是守中学为体，以西学为用，运用集体的智慧，增强教材的科学性、人文性、民族性、时代性、系统性和实用性。二是尊重功法原创，融入最新研究成果，在理论内涵的挖掘、技术操作的规范上下功夫，注重功法体系建设，倡导健康生活方式。三是教材各自独立成册，方便学者阅读操作，并充分考虑受众面，力求把难懂的古代语言和现代科学术语尽量用通俗易懂的言语表达出来，既方便普通群众学练健身气功使用，亦可供练功已有相当基础者提高运用。编撰教材的同仁们，有心为普及和发展健身气功事业尽绵薄之力，但这毕竟是一项全新的工作，向无蓝本可循，其编撰难度之大是可以想象的，又限于我们的水平和能力，肯定会有许多不尽如人意之处，敬请各界专家、学者和读者们给予批评和指正，使之能更好地为指导民众科学练功、增进身心健康发挥作用。

健身气功·导引养生功十二法

目　录

健身气功·导引养生功十二法

目录

健身气功·导引养生功十二法

目
录

5

健身气功·导引养生功十二法

第一章

健身气功·导引养生功

十二法功法概述

中华导引养生文化源远流长，博大精深，是中华民族体育学、医学、保健学及长寿学的重要组成部分，是我国劳动人民顺应大自然和同自身疾病作斗争的产物，为中华民族的身心健康、种族繁衍和文化传承做出了重要贡献。

第一节 功法源流

健身气功·导引养生功十二法汲取中国古代导引、摄生原理编创而成，是一套既注重调整形体，又强调调理呼吸，还主张摒除杂念的气功健身养生方法。功法源流是气功健身养生文化的传承、积累和扩展，是探索健身养生的智慧轨迹。编创推出健身气功·导引养生功十二法是顺应当代社会发展和群众健康需要的时代之举，然而，导引养生功十二法的功法源流可追溯至中国古代导引、养生的萌芽时期，具有悠久的历史和深厚的文化底蕴。

一、导引

导引萌芽于人类最基本的生产及生活实践。据《吕氏春秋》等古籍记载，早在尧帝时代，洪水连年泛滥，人们长期生活在潮湿阴冷的环境里，许多人患关节凝滞、肢体肿胀等疾病，于是人们"故作舞以宣导之"，以"舞"的运动来使人气血流通，舒展筋骨肢体，以通利关节，达到治病养生的目的。这种具有"宣导"作用的"舞"，正是中华气功导引的萌芽。

"导引"一词，最早见于《庄子·刻意》："吹呴呼吸，吐故纳新；熊经鸟申，为寿而已矣。此导引之士，养形之人，彭祖寿考者之所好也。"充分肯定了导引的健身养生作用。

在战国至汉初成书的第一部中医经典《黄帝内经》中，"导引"之名共出现十四处，其中《素问》凡五见，《灵枢》凡九见。其中《素问·异法方宜论》指出："中央者，其地平以湿，天地所以生万物也众。其民食杂而不劳，故其病多痿厥寒热，其治宜导引按蹻（跷）。"后世导引练功的"入静""气贯丹田""舌抵上腭""叩齿吞津"等具体方法，《黄帝内经》中也均有介绍。

对导引的解释，仁者见仁，智者见智。有人解释为呼吸运动："……令此身囊之中满其气，引之者，引此旧身内恶邪伏气，随引而出，故名导引。"（《诸病源候论·白发候》）有人解释为肢体运动："导引，谓摇筋骨，动支（肢）节。"（唐·王冰注《黄帝内经·素问》）有人解释为呼吸运动和肢体运动相结合：导引就是"导气令和，引体令柔"。（晋·李颐注）也有人解释为："凡人自摩自捏，伸缩手足，除劳去烦，名为导引。"（唐·释慧琳注《一切经音义》）还有人云："夫导引不在于立名，象物……或屈伸，或俯仰，或行卧，或倚立，或蹁躅，或徐步，或吟，或息，皆导引也。"（晋·葛洪《抱朴子·别旨》）

在众多有关导引的解释中，李颐的解释较为符合导引的真实含义。

从古人造字来看，"导"古人写为"導"。谓"从寸道声，以寸引之也。"《康熙字典》云：导，"通也"，"疏也"，是指导气，使气通达、协调、和谐、自然，即"导气令和"的意思。

"引"，古人写为"引"，谓"开弓也，象引弓之形。"《康熙字典》云：引，引者"伸也"，"长也"，引申如熊经鸟申也。可以看出，"引"是指引伸肢体，使身体柔软、坚韧、结实，即"引体令柔"。

古代"导引"，就是一种呼吸运动和肢体运动相结合的健身术。从1973年出土的湖南长沙马王堆西汉帛画导引图来看，也支持这样的论点（图1-1）。

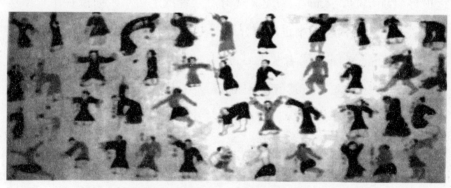

图1-1　1973年出土的湖南长沙马王堆西汉帛画导引图

在《导引图》中，既有健身与治病相结合的图示，如"引聋""引项"等；又有肢体运动和呼吸相结合的图示，如"仰呼"，与现代的扩胸运动相似；还有模仿动物活动形态的运动，如"熊经""信"〔"信"即"伸"，就是鸟申（伸）〕等。

二、养生

养生，也称摄生。河上公注《老子·五十》曰："摄，养也。"根据文献考证，摄生学萌芽于商周时期，甚至更早。摄生是古人在认识了人和自然的有机联系及在掌握了人体生理活动和疾病发生的变化规律之后，作为进一步增进身心健康、预防疾病发生的积极手段而不断发展、完善起来的。

由于摄生对于预防疾病有着重要意义，因此，《黄帝内经》特别强调疾病预防的重要性。《素问·四气调神大论》云："是故圣人不治已病，治未病；不治已乱，治未乱。夫病已成而后药之，乱已成而后治之，譬犹渴而穿井，斗而铸锥，不亦晚乎！"基于这种防重于治的思想，人们创造出一整套具有民族传统特色、行之有效的摄生方法，而且其中不少已进一步成为后世治疗疾病的手段。

在摄生理论中，除了强调"不治已病治未病"的防重于治的思想，还特别强调养护思想。如《吕氏春秋·节丧》曰："知生也者，不以害生，养生之谓也。"晋代葛洪云："养生以不伤为本。"

可以看出，中国养生学以充分调动自身体内潜在的生命力，主张"节"与"和"，使人体各种机能不受伤害为主要特点。

在历史发展的长河中，随着人们对发病原理认识的逐渐深化，又提出了调摄形体、生活以强身健体，进而提高防病机能的理论。如《素问·上古天真论》说："其知道者，法于阴阳，和于术数，食饮有节，起居有常，不妄作劳，故能形与神俱，而尽终其天年，度百岁乃去。"这是说，要保持身体健康、精神充沛，必须适应自然变化的规律，并根据这些规律制定养生策略，对饮食、起居、劳动、休息等诸多方面均有适当的节制与安排，方能达到健体增寿、祛病延年的目的。反之，如果生活起居没有规律，饮食没有节制，必然会削弱身体抵抗力，影响身体健康，从而导致疾病发生。所以，《素问·上古天真论》说："以酒为浆，以妄为常……起居无节，故半百而衰也。"

古人还特别重视调摄精神对于增强身心健康和防治疾病的重要意义。人都是有情感的，而情感既可以改变人的行为活动方式，又可以改变人的脏腑机能状态，从而导致生理甚至病理方面的变化。中医学把人体的情志活动归纳为喜、怒、忧、思、悲、恐、惊，合称"七情"。一般情况下，七情是人体对周围环境所做出的精神上的反应，属于正常的生理现象，但七情过度和郁结就会产生内伤，有损五脏，所谓怒伤肝、喜伤心、思伤脾、忧伤肺、恐伤肾。因此，中医历来主张欲身心健康，应尽量减少不良的精神刺激，防止过度情志波动，保持心胸开阔、情怀舒畅、精神乐观是养生之大旨。正如《素问·上古天真论》所云："恬淡虚无，真气从之，精神内守，病安从来。"又云："把握阴阳，呼吸精气，独立守神，肌肉若一，故能寿敝天地……此其道生。"

三、继承与发展

导引与养生发展至今，已形成各种流派，每个流派又有着各不相同的风格和特点。特别是由导引术发展而来的健身气功，以其独特的身心锻炼方式，成为当代最受群众欢迎的体育项目之一。为挖掘整理更多的健身气功功法，向习练者提供更多的功法选择，满足群众多元化的健身需求，国家体育总局健身气功管理中心在编创推广易筋经、五禽戏、八段锦、六字诀四种健身气功功法的基础上，于2007年再次组织专家编创健身气功新功法。这次编创工作由国家体育总局科教司以科研课题的方式面向社会公开招标，经过众多院校、科研单位的竞标和专家的严格评审，健身气功·导引养生功十二法由北京体育大学中标编创。

北京体育大学课题组在编创健身气功·导引养生功十二法的过程中，按照从内涵到外延不断综合、开拓、创造和创新的原则，进行了大量的文献检索考证和广泛的交流探讨，以及教学实验和科学测试，历经两年多时间反复论证，博采众长，几易其稿，终于从张广德教授自1974年起编创推广的50余套功法中精选组编成一套健身气功·导引养生功十二法新功法。

健身气功·导引养生功十二法由十二个动作组成，以脏腑经络、阴阳五行、气血等传统理论为基础，强调逢动必旋、工于梢节、功走圆道、天人合一、动息相随、动缓息长、健内助外、命意腰际等锻炼特点，功法不仅蕴含丰富的文化内涵，而且易学易练、效果明显，一经推出，就受到国内外健身气功爱好者的普遍推崇和欢迎，现已成为世界各国民众祛病强身、益寿延年及正确认识中华优秀健身养生文化的重要载体。

第二节　功法特点

健身气功·导引养生功十二法是一套有助于提高五脏六腑机能、防治疾病的健身导引术。其动作不仅有丰富的文化内涵，理深意远，而且简练易学，效果显著，有如下功法特点。

一、逢动必旋，工于梢节

健身气功·导引养生功十二法强调有一"动"必有一"作"。何谓"动"？动者，变位也。何谓"作"？作者，姿势也。当然，动与作之间并无刻意明显的停顿。何种动作对身体保健效果较好？生物力学告诉我们，是旋转性动作，因为旋转性动作可产生较大的力矩。力矩是描述力对物体作用时所产生的转动效应的物理量。其公式是，力矩（M）等于力（F）和力臂（L）的乘积，即"$M=F \cdot L$"。本功法强调"逢动必旋"，要求"动"从"旋"中始，"作"自"绕"中停。这种"逢动必旋"的特点有以下好处。

一是能加强对神经、骨骼、肌肉、关节的刺激，进而提高神经系统的机能，促使骨骼强壮、肌肉结实强健，改善关节的灵活性和稳定性。二是做旋转性动作时人体肌肉、韧带对骨骼的牵引力量较大，有助于提高具有造血机能的骨内红骨髓的质量。三是可加强对全身各条经脉及有关穴位的刺激，有助于取得疏导经络、畅通气血、消积化瘀的效果。如"乾元启运""老骥伏枥"等动作，有规律地旋臂加强了对心经、心包经、肺经和与其相表里的小肠经、三焦经、大肠经的刺激，可以收到强心益肺、润肠化结、通调三焦的效果。

在强调"逢动必旋"的同时，本功法还重视"工于梢节"的运用。所谓梢节，是指肢体远端的腕、踝、指、趾。中医学认为，腕、踝关节附近是手三阴、手三阳、足三阴、足三阳之原穴所在部位。而原穴是脏腑原气经过和留止的部位，某一脏腑的病变，往往反映于该经的原穴上。故《灵枢·九针十二原》有"五脏有疾，当取之十二原"之说，说明原穴对防治内脏疾病有重要作用。它们分别是肺—太渊，大肠—合谷，胃—冲阳，脾—太白，心—神门，小肠—腕骨，膀胱—京骨，肾—太溪，心包—大陵，三焦—阳池，胆—丘墟，肝—太冲。

在本功法演练过程中，腕、踝关节反复多次有规律地活动，实际就是对上述"十二原穴"的按摩，既可以增强经络运行气血、协调阴阳的生理功能，又可以提高经络抗御病邪、反映症候的病理功能，还可以加强经络传导感应、调整阴阳虚实的防治功能，从而收到维护正气、内安五脏、强身健体的效果。

中医理论告诉我们，指、趾，特别是"指、趾端"，是人体经脉的"井穴"所在部位。古人把经气运行的过程用自然界水流由小到大、由浅入深的变化来形容，从四肢末端按井、荥、输、经、合的顺序，向肘、膝方向依次排列。井穴多位于手足之端，喻作水的源头，是经气所出的部位，即所出为"井"。而井穴又是手三阴、手三阳，足三阴、足三阳分别交汇之处，即手三阴止于手指端，手三阳起于手指端，足三阴起于足趾端，足三阳止于足趾端。六阴经、六阳经井穴及主治表如表1-1所示。

表1-1　六阴经、六阳经井穴及主治表

六阴经	井（木）	主治	六阳经	井（金）	主治
肺（金）	少商	胸、肺、喉病	大肠（金）	商阳	头、面、眼、鼻、口、齿、喉、热病
肾（水）	涌泉	腹、生殖、泌尿、肠病	膀胱（水）	至阴	头、项、眼、腰背病
肝（木）	大敦	腹、生殖、泌尿、前阴病	胆（木）	足窍阴	侧头、眼、耳、胁肋病

六阴经	井（木）	主治	六阳经	井（金）	主治
心（火）	少冲	胸、心、神志病	小肠（火）	少泽	头、项、眼、耳、喉、热病、神志病
脾（土）	隐白	腹、生殖、泌尿、胃肠病	胃（土）	厉兑	头、面、口、齿、喉、胃肠、热病、神志病
心包（相火）	中冲	胸、心、神志病	三焦（相火）	关冲	侧头、眼、耳、喉、热病

有规律地活动手指和足趾，既有利于使全身的经络畅通，促使气血周流，收到"通则不痛"的效果，又有利于维护机体阴阳平衡，从而实现"阴平阳秘，精神乃治"，达到强身健体、益寿延年的目的。本功法中有关动作中的弹甲、组掌、握拳、成勾、翘趾、抓地等，则体现了这一点。

二、功走圆道，天人合一

宇宙间的万事万物，从宏观世界的银河系、太阳系到微观世界的原子、电子，都是以周而复始的圆周形式循环着、联系着、发展着。

天道是圆道。《易·系辞》曰："日往则月来，月往则日来，日月相推而明生焉；寒往则暑来，暑往则寒来，寒暑相推而岁成焉。"这句话说明天体运动是循环往复的。由于天体运动的循环往复，自然界的一切生物也随之产生周期性的变化，植物出现"生、长、茂、枯、死"的周转，动物（包括人）则出现"生、长、壮、老、已"的循环。

人体脏腑气机的升降运动也是如此，它是以脾胃居中，心肾分居上下，肝肺各居左右而形成的圆周运动。即它是以中土为枢轴，依靠坎卦（☵）二阴之中的一阳致使肝脾温升，由于离卦（☲）二阳之中的一阴得到坎水之济，所以致使心肺凉降，从而完成左温升、右凉降的圆运动，达到水升火降、坎离交泰、水火相济、心肾相交的生理状态（图1-2）。

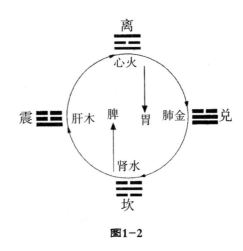

图1-2

人体十二经脉中的气血运行也是循环贯注的。具体地讲，十二经脉从手太阴肺经起，依次传至足厥阴肝经，再传至手太阴肺经，首尾相连，如环无端（图1-3）。

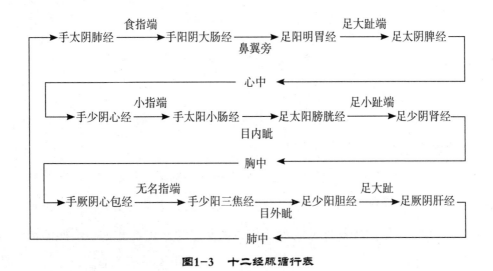

图1-3　十二经脉循行表

人体十四经脉（十二正经加上任督二脉）气血运行同样呈现圆的循环，其循环路线、流注次序是从手太阴肺经开始，依次传至足厥阴肝经、上额、巅入督脉，经项、脊、骶、阴器入任脉，进入腹里，再传至手太阴肺经。首尾相连，阴阳相袭，循环往复（图1-4）。

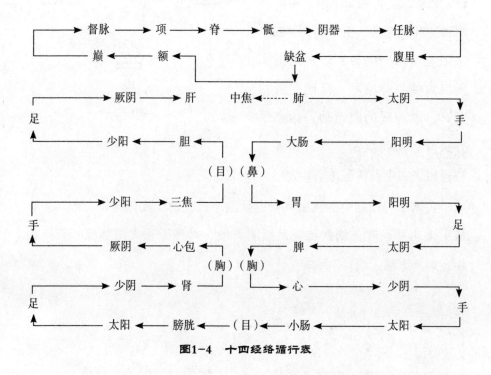

图1-4　十四经络循行表

呼吸中的"肺主呼气""肾主纳气"及心肺之间的气血升降等，均呈现圆的往复、周而复始的规律。

本功法中的每一个动作，均呈大小不等的圆形，包括手法、步法和身法等，可谓节节贯穿，上下相随，周而复始，无端往复，既如春蚕吐丝，连绵不断，又若行云流水，相连无间。功法中这些大小不同的圆形，恰好与人体各部的圆道和宇宙间万事万物中大小不等的圆道相应。

这些动作不仅能使全身关节灵活，肌肉、骨骼、韧带强健，更重要的是它充分体现了功法与人体各脏腑的气机共升降、相协调，以及人与天地共脉搏、与日月共呼吸的和谐关系，即"天人合一"的整体观。这无疑对增强体质、防治各种疾病及延年益寿有着一定的效果。

三、动息相随，动缓息长

练习健身气功·导引养生功十二法，要求动息相随，动缓息长。因为柔和缓慢的"动"，是气息相随的关键，是为了动中求静，促使经络气血调和、脏腑阴阳平衡、心肺气机平和、精神情志宁静。所谓"息"，是指呼吸，是细、匀、深、长的腹式呼吸，一吸一呼为一息。由于本功法的动作演练柔和缓慢，所以呼吸必须细匀深长，方能做到动息相随。"动息相随，动缓息长"的行功导引，概括起来有如下效果：

第一，由于膈肌动作幅度较大，故可增加肝、胆、脾、胃、大肠、小肠等脏腑蠕动，促使消化液分泌，清除肝脏瘀血，提高消化系统机能。

第二，可使膈肌得到锻炼，力量增强，为细、匀、深、长的腹式呼吸打下基础。

第三，由于深长的腹式呼吸可使胸膜腔的负压增大，故能吸入更多的新鲜空气。

第四，细、匀、深、长的腹式呼吸逐渐合理地减少呼吸频率，是用力最省、功效最高的呼吸方式，可有效地提高五脏六腑、四肢百骸的功能。

第五，有研究证明，轻度的、较长时间的柔和缓慢的运动，可使血小板的黏滞能力下降，对防治心脑血管疾病具有重要意义。

动息怎样相随相合的？健身气功·导引养生功十二法一般都是先吸后呼，单拍吸双拍呼，起吸落呼，开吸合呼，屈吸伸呼，摆吸扣呼，鼻吸鼻呼或口呼。

四、健内助外，命意腰际

所谓"健内助外"，是将改善体内五脏六腑的机能放在首位，以此来提高四肢百骸、筋、脉、肉、皮、骨等机能的方法。中医理论认为，"肝、心、脾、肺、肾"五脏为阴，"胆、小肠、大肠、胃、膀胱、三焦"六腑为阳。五脏主藏精，六腑主化物。阳者主表，阴者主里，一脏一腑，一阴一阳，一里一表，相互配合（表里相合），保证人体的安康。中医理论还指出，心为"君主之官"而主神明，是十二官之主宰，主血脉，其华在面；肝为"将军之官"而出谋略，肝藏血，主筋，其华在爪；脾主运化，统血，主肌肉、四肢，其荣在唇；肺为"相傅之官"，主治节（治理和调节）、皮毛；肾为"作强之官"，出伎巧，藏精，生髓，主骨，其华在发。六腑的功能，主要是受纳和消化水谷、吸收和输布津液、排出废料和残渣等。因为中医以五脏立论，在此不作赘述。

概而言之，五脏六腑功能的改善是四肢百骸、筋、脉、肉、皮、骨和五官九窍等健康的基础。或者说，只有五脏六腑功能正常，方有四肢百骸、筋脉肉皮骨等的健康无病。这就是健身气功·导引养生功十二法把"健内助外"作为重要功法特点的主要原因。如"芙蓉出水""平沙落雁"等动作，通过两腿的屈伸起伏及两踝、两趾的盘旋侧蹬，"金鸡报晓"通过一脚抓地、一脚后伸，由于可作用于足三阴三阳之井穴及原穴，故在一定程度上可改善人体消化系统、泌尿系统、生殖系统及肝胆等脏腑的机能，从而收到和胃健脾、疏肝利胆、固肾壮腰、通利膀胱、行滞化瘀的效果，进而筋力健壮、肌肉丰满、关节运动自如、四肢百骸有力等。

所谓"命意腰际"，是指练功时要"主宰于腰"，将活动腰际作为重点。人体解剖学告诉我们，腰椎骨共5节，上与胸骨、下与骶骨相连，是人体俯仰屈伸的主要关节。中医学指出，督脉循行于背后正中，贯脊属肾，而腰为肾府。腰部有一个重要穴位，即位于第二腰椎棘突下之命门。根据《难经·三十六难》记载："命门者，诸神精之所舍，原气之所系也。男子以藏精，女子以系胞，其气与肾通。"《难经·八难》记载："肾间动气也，此五脏六腑之本，十二经脉之根，呼吸之门，三焦之原。"因此，医家称命门为先天之气蕴藏之所在，人体生化的来源，生命的根本。任脉循行于身前正中，在任脉上也有一个重要穴位，即导引家所称的"神阙"。神阙即脐中，位于身体中央，"居中立枢"，与督脉上命门前后相对。《经穴名的考察》云："神阙之神是指心灵、生命力；阙是君主居城之门，为生命力居住的地方。"督脉循行于脊里，入络于脑，而脑为髓海。脑髓为元神之府，是人体中极为重要的，关系生命。脑髓充盈则身强，能胜任繁重的工作；脑髓空虚则体弱，会出现头晕耳鸣、腰酸无力、两目昏花、视力障碍、全身怠倦等症状。以腰为轴枢做"纪昌贯虱""躬身撣靴""犀牛望月"等动作时，由于督脉、肾脏腰际及命门，任脉、中焦脾胃及神阙受到良性刺激而兴奋起来，从而形成身体前后沟通、阴阳和合，促使生命能源激活，既可在一定程度上起到"积精全神""补益先天"的祛病强身作用，又可收到"扶正培本，调补后天"的益寿延年效果。因为督脉有"总督"之含义，能够总督一身之阳经脉，为"阳脉之海"。任脉有"总任"的含义，能够总任一身之阴经脉，为"阴脉之海"。又因为肾藏精，精是生命的基础，是人体生长、发育及生殖之源；脾主运化，输布营养精微，升清降浊，为营血生化之源。由此可见，"命意腰际"的行功特点是何等重要。

五、功融诗画，漫笔抒怀

在功前准备阶段，本功法采用默念练功口诀进行良性诱导的方式。实践证明，习练者通过默念练功口诀，可一步一步地体验意念单一、呼吸徐缓、肢体放松的具体练功要求，从而为收敛思绪、平静大脑，迅速进入"三调合一"的练功状态做好准备。正如《孙真人卫生歌》云："世人欲知卫生道，喜乐有常嗔怒少，心诚意正思虑除，顺理修身去烦恼。"意思是说人生在世遇事宜从容坦荡，不躁不怒，犹如寂静无声、杂念俱除之深夜一般，以达"修性以保神，保神以静脑"之效。

本功法的动作名称，大多在结合动作方式和练习目的基础上，配上了和谐优美的诗句，如"乾元启运""老骥伏枥""纪昌贯虱""芙蓉出水""金鸡报晓""平沙落雁""云端白鹤"和"凤凰来仪"等。这些充满诗意的动作名称，习练者一看到或者听到，就会产生愉悦的情感，进而获得净化大脑、涵养道德、恬淡心灵、修身养性的练功效果。具体来说，"乾元启运"意指万事之发端就会有一帆风顺的好运，暗示习练者充满自信、精神焕发地练习该功法可获得良好的健身祛病效果；

"老骥伏枥""纪昌贯虱"可帮助习练者树立坚定的信念，培养不畏艰险、不怕困难、坚持到底的优良品质和作风；"金鸡报晓""芙蓉出水"对提升习练者言而有信、互助互爱和出淤泥而不染的高尚品德有益；"平沙落雁""云端白鹤"可净化习练者的心灵，陶冶情操，促使道德水平进一步提高；"凤凰来仪"更是把习练者的健身锻炼同国家的繁荣、民族的昌盛和人民的幸福联系在一起，从而使其认识到，好好练功不仅是为提高自己的健康水平、防治疾病服务，而且可带动周围爱好者积极投身其中，为国家、社会和家庭减轻负担，促进社会和谐，也能为传播中华文化、造福世界各国人民贡献自己的绵薄之力。

在功法练习过程中，适时地加入一些优美和谐的诗句，既可帮助习练者加深对功法含义的理解，准确练功，又可使其获得身临其境的美好的情感体验。如健身气功·导引养生功十二法编入的"乾元启运三阳泰，斗柄回寅万户春""身无彩凤双飞翼，心有灵犀一点通""飞来五色鸟，自名为凤凰。千秋不一见，见者国祚昌"等诗句，就能从不同角度、不同层面来引导和启发习练者理解功法寓意，从而创设出优美心境，达到人与自然、人与社会、身与心的协调，以强身健体。在功法练习中，习练者通过理解"老骥伏枥""纪昌贯虱"等历史故事，既可以抓住练功的要点，又可以培养苦练加巧练的作风，从而使习练者成为目标坚定、业精于勤、不畏艰辛的健身气功实践者。而"犀牛望月""躬身掸靴"的故事，又可很好地引导习练者深刻理解该势的练习含义和要点，进而达到净化心灵、陶冶情操、愉悦精神及提高练习效果的目的。

功前口诀的良性诱导、动作名称的诗情画意、练功进程的诗句描述、历史故事的典雅抒怀，为习练者演练健身气功·导引养生功十二法营造了一个诗画文化的身心境界，对愉悦心情、舒畅情志、提升练功质量和效果具有积极的作用。正所谓：

> 健气十二法，诗画蕴其中，
>
> 意气形兼练，精气神共荣，
>
> 静似秋月夜，动若柳随风，
>
> 稳如泰山固，刚凝柔韵中，
>
> 增智抗衰老，生命登高峰。

第三节　功理要旨

健身气功·导引养生功十二法是以人体生命整体观为指导，广泛吸收中医脏腑经络、气血理论、阴阳五行，中国哲学、美学、仿生学和现代人体生理学、解剖学、心理学等理论，以及传统健身方法的精髓编创而成。广泛的群众实践证明，健身气功·导引养生功十二法是习练者祛病强身、延年益寿、增进健康的安全可靠的健身功法。其功理要旨归纳如下。

一、疏导经络为基础——练功归经

健身气功·导引养生功十二法以中医经络学说为基础，运用"循经取动""循经取穴""循经作势""以指代针"的练功方法，是习练者取得显著效果的重要原因。经络是人体内运行气血的通道，是沟通表里上下、联络脏腑器官的独特系统。人体全身有十二条正经，即手足三阴经和手足三阳经，合称"十二正经"。经络主要有联系内外上下与通行气血的作用。人体的五脏六腑、四肢百骸、五官九窍、皮肉脉筋骨等，虽各有不同的生理功能，但又共同进行着有机的整体活动，使机体内外、上下保持统一协调。这种有机配合主要依靠经络的联系，故《灵枢·海论》云："夫十二经脉者，内属于脏腑，外络于肢节。"同时，经络又是气血循环运行的道路。人体内外的组织器官，均需气血的濡养灌溉，才能维持正常的生理活动。而气血之所以能够通达全身发挥作用，必须通过经络的传输，所以《灵枢·本藏》说："经脉者，所以行血气而营阴阳，濡筋骨，利关节者也。"经络在病理上的作用与疾病的发生和传变有密切关系。正如《素问·皮部论》云："凡十二经络脉者，皮之部也。是故百病之始生也，必先于皮毛，邪中之，则腠理开，开则入客于络脉。留而不去，传入于经。留而不去，传入于府，廪于肠胃。"意思是说经络可以成为外邪由表及里的传变途径。反过来讲，如内脏发生病变，同样也会随着经络通道反映到体表上来。

经络学说普遍应用于药治、针灸、气功、推拿等领域。例如，药治方面的药物归经、针灸治疗的循经取穴等，均是在经络学说指导下制定的。推拿疗法、气功疗法等，也是根据经络循行运用各种手法。在各领域具体运用时，又各有不同的特点。由此可见，经络学说在生理、病理、诊断、治疗等方面都有重要意义，是各领域调节人体功能的理论指导。正所谓"夫十二经脉者，人之所以生，病之所以成，人之所以治，病之所以起，学之所始，工之所止也。""经脉者，所以能决死生，处百病，调虚实，不可不通"。健身气功·导引养生功十二法把这些原理运用于功法之中，贯穿着"循经取动""循经取穴""循经作势""以指代针"的理念，每一个动作，甚至每一个节拍，都是根据有关经脉的走向规律和起止点来安排的，这叫作"练功归经"，与中医通过针刺和药物来疏通经络是同一个道理。如"芙蓉出水"这一式，除在意念上要求意守太渊外，尚在动作上强调循经旋臂、动其梢节、行于指趾，并设计有叠腕、卷指、弹甲（指甲）、握拳等动作，就是因手少阴心经、手厥阴心包经的循行部位在胳膊上，其走向规律从胸走手，经过肩、肘、腕、掌到达指端，其目的是使心经、心包经之井穴——少冲、少泽和位于腕部的原穴神门、大陵受到良性刺激，进行自我按摩，以疏通心经和心包经脉，消积化瘀、理气和血，防治冠心病等心血管系统疾病。

二、气血理论为核心——以致中和

气和血是人体生命活动的动力和源泉。在生理上既是脏腑功能活动的物质基础，又是脏腑功能活动的产物。因而在病理上，脏腑发生病变，可以影响气血的变化，而气血的病变，也必然会影响到某些脏腑。所以气血的病变，是不能离开脏腑而存在的。掌握了气血病变的一般规律，就能为深入探讨脏腑的病理变化打下基础。

中医理论认为，气是一种极微小的、不断活动的、构成人体并维持人体生命活动的精微物质。气主要具有五个方面的生理功能：一是具有提升脏腑组织的生理功能、运行血液、输布津液和生长发育等作用；二是具有温养全身、维持体温的作用，是人体热量的来源、正常生理活动的保证；三是具有护卫肌表、防御外邪入侵的作用；四是具有防止血液、津液等液态物质流失的作用；五是具有推动精、气、血、津液各自新陈代谢及相互转化的作用。人体之气是不断运动着的，气的运动称为

"气机"，有"升、降、出、入"四种形式。气之升降出入运动协调平衡，是机体生理功能协调平衡的重要环节，这种协调平衡称为"气机调畅"；而升降出入运动失调，则称为"气机失调"，是病理现象。

《难经·二十二难》指出，"血主濡之"。即所谓营养、滋润，可概括为两个方面：首先是濡养人体各器官组织。五脏六腑、皮肉筋骨必须得到血的濡养，才能进行正常的生理活动，如"肝受血而能视，足受血而能步，掌受血而能握，指受血而能摄"。由于血的濡养，面色红润，肌肉丰满壮实，皮肤和毛发润泽而光华，感觉和运动灵活自如。其次是人的精神充沛，神志清晰，感觉灵敏，活动自如，兴奋与抑制的平衡均有赖于血的濡养。如血虚不足而致血不养心，就会出现心悸心慌、神萎健忘、多梦失眠、烦躁不安等。

气血如何调和？中医理论告诉我们，气为阳，血为阴，气与血有阴阳相随、相互资生、互相依存的关系。气之于血，有温煦、化生、推动、统摄的作用。故气虚无以生化，血必因之而虚少；气寒无以温煦，血必因之而凝滞；气衰无以推动，血必因之而瘀滞；气虚而不能统摄，则血常因之而外溢。这表明血之于气，有濡养、运载等作用。可见，气血的病变是相互影响的，气血任何一方病变，都会影响另一方，只有气血调顺、互根互用，才是健康无病的人。

健身气功·导引养生功十二法中的每一法，均以导气为根本，强调以形导气（逢动必旋）、以息导气（细匀深长的腹式呼吸）、以意导气（静中求动），注重疏导气机以活血行气，以致中和。实践证明：坚持练习本功法，对气血亏虚者，具有一定的双补作用；对气不摄血者，具有一定的补气摄血作用；对气随血脱者，具有一定的补气以固脱作用；对气滞血瘀者，具有一定的理气活血作用。由此可见，由于紧紧抓住了气血理论之精髓设计编创功法技术，从而使习练者可以取得较好的保健养生效果。

三、 阴阳五行为辩证——协调治理

阴阳五行学说，是中医用以认识和概括说明人体一切生理现象和病理变化的理论。《素问·四气调神大论》云："四时阴阳者，万物之根本也。所以圣人春夏养阳，秋冬养阴，以从其根，故与万物沉浮于生长之门。逆其根，则伐其本，坏其真矣。故阴阳四时者，万物之始终也，死生之本也，逆之则灾害生，从之则苛疾不起，是谓得道。"由此可见，阴阳的对立统一，在生理上是相互联系的，在病理上也是相互影响的。按照阴阳学说，以人体组织结构为例，外为阳、内为阴，背为阳、腹为阴，六腑为阳、五脏为阴，它们既相互联系，又相互对应。人的生理活动，就是人体阴阳彼消此长的过程，即由平衡到不平衡，再由不平衡求得新的动态平衡，只有经常保持相对的阴阳平衡，才能维护正常的生理活动，人才是健康的人。恰如《黄帝内经·素问》所云："阴不胜其阳，则脉流薄疾，并乃狂；阳不胜其阴，则五脏气争，九窍不通。""阴平阳秘，精神乃治，阴阳离决，精气乃绝。"故需"谨察阴阳所在而调之，以平为期。"

健身气功·导引养生功十二法较好地贯穿了调整阴阳的基本观念。在论述"和于阴阳，调于四时"时，既强调人与自然的和谐，也强调人与社会的和谐，还强调人体心与身的和谐，以达"天地位焉，万物育焉"之致中和的境界。在动作设计上，有向上、左转、手心朝上、两手分开的阳性动作，必有向下、右转、手心朝下、两手相合的阴性动作；

有左侧弓、马、虚、歇、丁、盘根步的动作，必定有右侧弓、马、虚、歇、丁、盘根步的动作；有左脚开步，就有右脚开步；有左脚并步，就有右脚并步……这既体现了中国传统文化的对称协调、阴阳平衡，又充分体现了本功法的阴阳整体观，习练者进而在阴阳对立、消长的转换过程中取得有余者泻、不足者补的健身效果，使阴阳偏胜或偏衰者的异常现象趋于协调正常，从而达到"阴平阳秘，精神乃治"的练功目的。

五行，即"木、火、土、金、水"。五行学说是古人用于解释人体生理活动的规律和病理变化，反映人体统一的整体观的学说。五行学说认为，肝属木，心属火，脾属土，肺属金，肾属水，五行之间存在相生、相克、相乘、相侮的规律。所谓相生，即相互资生、助长之意，其关系是木生火、火生土、土生金、金生水、水生木；以人体五脏而言，即肝血济心、心阳温脾、脾升于肺、肺气助肾、肾精养肝。所谓相克，即相互制约、抑制之意，其关系是木克土、土克水、水克火、火克金、金克木；以人体五脏而言，即肝气疏脾土、脾土遏肾水、肾水制心火、心火束肺金、肺金抑肝亢。在相生关系中任何一"行"，都具有"生我""我生"两方面的关系，《难经》比喻为"母"与"子"的关系。在相克关系中任何一"行"，都具有"我克""克我"两方面的关系，《黄帝内经》称为"所胜"与"所不胜"的关系。相生与相克是不可分割的两个方面。没有生，就没有事物的发生和成长；没有克，就不能维持正常协调关系下的变化与发展。因此，必须生中有克，克中有生，相生与相克是既相反又相成的。正如张景岳所说："造化之机，不可无生，亦不可无制。无生则发育无由，无制则亢而为害。"这句话简明扼要地阐述了五行必须生中有制，制中有生，才能运行不息，相反相成。

本功法深刻融入了五行学说。如"纪昌贯虱""躬身掸靴""犀牛望月"等，均有助于提高肾功能、防治肾脏疾病。这几式动作充分体现了五行学说中"肾属水""藏精生髓"的理念，故在循经取穴、对症防治上，重点选取了位于督脉上的命门和膀胱经上的肾俞进行刺激锻炼。命门是人体生化之来源，生命之根本；肾俞为肾脏之俞穴，具有调节肾脏功能的作用。另外练习"纪昌贯虱"等三个动作还可刺激涌泉穴和太溪穴。涌泉是足少阴肾经之井穴（所出为井），太溪是足少阴肾经之原穴，根据中医"五脏有疾，当取十二原"之说，练习上述三个动作均有助于滋阴补肾、固肾壮腰，从而防治腰酸、腿软、耳鸣、耳聋、水肿、癃闭等生殖泌尿系统疾病。同时，尚有助于提高肝功能，因为"肾属水，肝属木，水能生木"，即肾精（水）生肝木，从而取得"滋肾以养肝"的效果。再者"纪昌贯虱"等三个动作强调两臂在可能情况下，"动"从"旋"中始，"作"自"绕"中停。实践证明，这些动作有助于畅通手太阴肺经。由于"肺属金，肾属水，金能生水"，益肺有助于滋肾，从而取得"母壮则子强"的效果。

四、导引养生相结合——尤重养性

《千金要方》云："夫养性者，欲所习以成性，性自为善，不习无不利也。性既自善，内外百病皆悉不生，祸乱灾害亦无由作，此养生之大经也。"意思是说摄生应重视道德修养，认为"仁者寿"。讲道德、重仁义，利于心志安定、气机和调、血气生发。人体正气旺盛，能防止邪气入侵，疾病则无由发生，自然健康长寿。《淮南子》云："凡治身养性，节寝处，适饮食，和喜怒，便动静，使在己者得，而邪气因而不生。"这是告诉人们修身养性须在日常生活中依自然规律而行,只有这样才能阴阳和顺、形神相安。如节制睡眠,因多卧伤气,适宜进行动静结合的身体锻炼;饥饱无度易伤人,故应调适饮食;七情伤神,失神则亡,故必须调和精神,不喜不怒、恬淡虚无等。健身气功·导引养生功十二法把导引和养生、肢体锻炼和精神修养、健身和康心紧密结合起来,并要求习练者将其贯穿在日常生活之中,这就抓住了中国传统养生学的重点,体现了形神合一的整体养生观和心物辨证思想,既作用于生物之人,又作用于精神和社会之人。具体来讲,就是功法学练抓住了畅怀、制怒、莫愁、信寿、家和等"十五要"这一养性之本,以调养心神,加强精神修养和锻炼。

养性,是指人的心理锻炼和精神修养,包括人的思想、品行、道德、文化、处世等各方面的修养。《孙真人卫生歌》说:"世人欲识卫生道,喜乐有常嗔怒少;心诚意正思虑除,顺理修身去烦恼。"《养生寿老集》引罗明山语:"心胸常开阔,年寿过一百。"《抱朴子》云:"夫求长生,修至道,诀在于志,不在于富贵也。苟非其人,则高位厚货,乃所以为重累耳。"这些论述告诫人们,修身养性,延年益寿,其要诀在于意志坚定,只有做到这一点,才能够百折不挠,持之以恒。至于富贵物欲,不仅无益于养生,反而会成为养生的障碍。大量实践证明,人的心理锻炼和精神修养的好坏,直接影响着人身体的好坏,故传统养生学历来以修心养性为本,提倡"积精全神""恬淡虚无""精神内守""使志无怒"等,以达到"修性以保神,安心以全身"。此即古人所说的"长寿原有术,养性是根本"的内涵。现代医学研究也发现,有50%~80%的疾病与精神异常息息相关,如消化性溃疡、溃疡性结肠炎、哮喘、冠心病、甲状腺机能亢进、高血压、失眠、癌症等。长寿专家胡夫兰德说："一切不利的影响中，最能使人短命夭亡的莫过于不良情绪和恶劣的心境。"马克思也指出："一种美好的心情，比十副良药更能解除生理上的疲惫和痛楚。"这也告诉人们，好的精神是可以转化为获得健康长寿的物质力量的。由此可见，健身气功·导引养生功十二法倡导的以调整情志为先导，尤重养性的特点，在增进身心健康方面是何等重要。

五、四乐八互为准绳——默默奉献

学练健身气功·导引养生功十二法，强调要做到"四乐八互"。所谓"四乐"，一是助人为乐，是指要有多为他人着想的精神，要有无私帮助别人的品格，只有这样内心才会充实，生命才更有意义。二是苦中求乐，是指无论是教学者还是学练者均要保持敬业乐群的精神，立志在艰辛中求得欢乐，在尽责中忘却烦恼。有了这种精神，就有了充沛的力量。发扬这种精神，方能闪耀生命之光和人生价值之辉。三是自得其乐，是指乐趣无穷尽，贵在自寻之。挥毫泼墨，可得益智怡神之乐；著书立说，可得胸怀广阔之乐；行功导引，可得康体增寿之乐……凡此种种，可谓百行有百趣，百业有百乐，皆在所为之中，关键在于自寻。四是知足常乐，是指从实际出发，给自己确定一个既可望又可及的追求目标。对他人不苛求，对自己要严格要求。遇到不顺心之事时，要用自己的现在比一比不如现在的过去，便很快就会从烦恼中解脱出来。所谓"八互"，是指在交往上互敬，在精神上互慰，在思想上互促，在信息上互通，在功法上互学，在功理上互补，在生活上互帮，在工作上互助。

乐观、心宽、爽朗、大度，不仅能促进身体健康，而且还有助于防治疾病，即所谓的"心气常顺，百病自遁"。故有心理学家将人们乐观的情绪称为心理健康的"灵丹妙药"。本功法倡导"四乐八互"，实际是号召人们多做好事，不做坏事，默默奉献，不争名、不夺利，树立崇高的道德情操，并以此为荣。实践也证明乐观有益于身心健康。美国一项持续25年的跟踪调查发现：敌对情绪较强者的死亡率达到14%，而性格随和者死亡率仅占2.5%，孤独寂寞者死亡率比乐于助人者高2.5倍。可见，加强行为情操的修养对健康长寿大有裨益。健身气功·导引养生功十二法正是抓住这一基本点，从调整人们的心情出发，重视思想品行的修持，从而取得祛病康体的显著效果也就是应有之义了。

六、中医西医互兼顾——择用而取

钱学森指出："中医理论是经过几千年的实践而概括上升到理论的，这样总结出来的理论对中医的实践是能起到指导作用的。而西医过去是从分解角度或还原论的角度来研究人体，把系统分解为器官，器官再分解为细胞，一直到构成细胞的分子，这种方法一直到现在还是起很大作用的。"遵照这一思想，本功法在编创过程中，除运用中国哲学、医学、导引、养生等传统理论外，还运用现代医学的知识和方法，可谓是取各家之长编创而成。

健身气功·导引养生功十二法是通过"意"的运用、"气"的控制和"形"的调整，使生命优化的自我经络锻炼方法。功法大量采用了现代医学的理论作为指导，如正确的意守有助于改善皮质下植物神经中枢的功能，有助于促进交感神经和副交感神经配合协调，从而保证人体更好地适应环境。在论述功法特点时，强调"有左就有右、有上就有下、有前就有后、有高就有低"的阴阳平衡观——和谐对称，符合"一阴一阳之谓道""一阖一辟之谓变"的中国文化特征。在论述"逢动必旋"的特点时，引用了现代力学的"力矩（M）等于力（F）和力臂（L）的乘积（即$M=F \cdot L$）"做解释，说明此动作可以激发全身经络畅通，促使气血周流以达益寿延年。此外，功法还以现代生理学为基础，提出"动息相随，动缓息长"的特点，认为这种运动方式有助于促进人体消化液的分泌、清除肝脏瘀血、提高消化系统机能等。这种将现代医学和古代养生相结合的方法，不仅符合当今保健医学之理，而且便于理论联系实际、科学练功，从而使习练者看得见、摸得着、听得懂、做得到。这也是本功法易学易练、可以取得显著效果的又一重要原因。

第四节　健身效果

　　健身气功·导引养生功十二法动作优美、舒适自然、衔接流畅，简单易学，集修身、养性、娱乐、观赏于一体，深受国内外广大群众的欢迎和喜爱。大量的科学测试和群众实践表明，本功法的健身效果并不是单一叠加的，而是对习练者身心健康的整体促进。

一、促进体质健康

　　体质即人体的质量，是指人体在遗传变异性和后天获得性的基础上所表现出来的机能形态上相对稳定的特征。一个人体质的强或弱，是受多方面因素影响的，其中既有遗传的因素，也有后天环境和教育的因素。体质是身体各方面的综合表现，它包括人体形态、结构、体型、各器官系统的机能等，是体格、体能、适应能力和心理因素等各方面的相对稳定的特征，主要表现为肌肉运动中的能力、对外界环境的适应能力和抵抗疾病的能力。体质的水平反映了人体质量的高低。参加体育运动是增强体质的主要途径。注重形、气、神三位一体综合锻炼的健身气功·导引养生功十二法可有效增进习练者的体质健康。

闭眼单脚站立是通过测量人体在没有任何可视参照物的情况下，仅靠大脑前庭器官的平衡感受器和全身肌肉的协调运动，来维持身体重心在单脚支撑面上的稳定，以反映平衡能力的强弱。反应时是指机体从接受刺激到做出反应动作所需的时间，它是衡量人体灵敏性的重要指标。手眼协调是指人在视觉配合下手的精细动作的协调性，它可以有效地反映人体的协调能力。坐位体前屈是测量在静止状态下躯干、腰、髋等关节可能达到的活动幅度，主要反映这些部位的关节、韧带和肌肉的伸展性、弹性及柔韧素质的水平。握力是测试上肢肌肉群的发达程度，测试受试者前臂和手部肌肉力量，是反映人体上肢力量发展水平的一种指标。对健身气功·导引养生功十二法习练者3个月锻炼前后的各项指标测试发现，受试者在闭眼单脚站立实验中惯用脚单足站立的整体稳定指数前后对比差异显著，说明受试者的平衡能力得到了提高；受试者反应时及手眼协调能力的数值在锻炼前后均出现一定幅度的下降，其中反应时降幅达到7.2%，手眼协调能力降幅达到8.7%，说明受试者的灵敏性和协调性得到一定程度的提高。此外，受试者的坐位体前屈和握力数值均有一定程度的提高，说明柔韧性和力量也得到了提高。身体素质是人体各器官系统的功能在肌肉工作中的综合反应。而作为身体素质重要组成部分的平衡、灵敏、协调、柔韧、力量等指标的提升，则可说明受试者的体质增强。

　　身体形态是指人体外部与内部的形态特征。完美匀称的身体形态，不仅有利于增强自信，给予他人美的享受，更有利于保持机体健康。超重与肥胖者脂肪较多，耗氧量加大，心脏做功量大，除使心肌肥厚、影响身体美观外，还会使血液得不到足够的氧。科学测试表明，3个月的健身气功·导引养生功十二法习练，男女生的体重均显著下降，女生的围度指标具有显著性良性变化，男生也有积极的变化。在整套功法练习中，男女受试者的最大心率均达到120次/分以上，平均心率均为100次/分左右，属于中等强度的有氧健身运动。因此，长期坚持锻炼，可以改善习练者的身体质量，降低基础代谢，有助于塑造健康、匀称、优美的体型。以上诸多有利的改变，不仅减小了习练者心肺负担和患心血管疾病的风险，而且对预防动脉硬化、心脑血管疾病、糖尿病、代谢综合征等也有积极作用。

二、增进心肺功能

　　心肺功能是人体心脏泵血及肺部吸入氧气的能力，而两者的能力又直接影响全身器官及肌肉的活动。心肺功能的强化有赖于肺通气机能的增强和有氧工作能力的提高。其中，反映肺通气功能的指标主要有潮气量、每分通气量、呼吸交换量及呼吸频率等，而心率、摄氧量、相对摄氧量及梅脱值则是反映有氧工作能力很好的指标。注重三调合一综合锻炼的健身气功·导引养生功十二法，无论是功前准备的调心入静，还是练功过程中要求的"心神宁静，意念集中"，均有利于呼吸逐渐形成细、匀、深、长的稳态，对改善习练者的心肺功能大有裨益。

科学测试表明，坚持练习健身气功·导引养生功十二法，习练者的潮气量、每分通气量、呼吸交换量、摄氧量、相对摄氧量及梅脱值等各项指标均有稳定增加。潮气量通常是指静息状态下每次吸入或呼出的气量；呼吸频率是指每分钟呼吸的次数；每分通气量是指每分钟呼出或吸入肺的气体总量；呼吸交换量是指在稳态下，每分钟二氧化碳排出量与每分钟氧耗量的比值。由此可见，潮气量和每分通气量增加可以有效加深肺容量，使吸入和呼出的气体容积增加，进而增强呼吸深度；呼吸交换量增加，有利于提高肺内氧气的有效利用率，改善肺泡的血液循环，减少肺泡的无效腔，提高肺泡通气量，使肺通气机能增强。反应机体代谢水平的摄氧量及代谢当量梅脱值增加，有利于机体吸入含氧气丰富的气体，富含氧气的血液由肺脏运送至全身，运动骨骼肌通过线粒体消耗氧气，富含二氧化碳、缺乏氧气的血液由运动骨骼肌运送回心脏，如此循环往复，可提高机体代谢率，进而提高心力贮备。心力贮备既反映心脏泵血功能对代谢需要的适用能力，也反映心脏功能的高低。因此，持续练习健身气功·导引养生功十二法，能有效地增强心肺功能，改善心血管、消化、泌尿等系统的功能状态。

三、提高神经效能

神经系统是机体内对生理功能活动的调节起主导作用的系统，分为中枢神经系统和周围神经系统。中枢神经系统包括脑和脊髓，周围神经系统包括脑神经和脊神经。人的大脑分左脑和右脑，左脑称为意识脑，右脑称为本能脑，一般人左脑会比右脑使用更频繁。心理学家吉尔福特提出的全脑思维概念是一种创造性的思维方式，它可以任意改变思维方式，从多角度、多视野去开发和联想，能多方法、多角度、多层次地提出问题、分析问题和解决问题。而大脑的运行主要是通过神经系统进行调节的，无论是信息的获得、传递还是执行都离不开神经的支配。神经系统效能活跃有助于大脑信息传递，使思维敏捷、反应快捷，并能进一步促进智力的开发和应用。相反，神经系统效能弱则不利于大脑信息的传递，进而出现反应迟钝、理解吃力，总觉得比别人慢几拍，在一定程度上会阻碍大脑思维的发展。

科学测试显示，反应自主神经功能及心率变异性变化规律的指标R-Rmean、RMSSD、PNN50、HF、LF、LF/HF在练功过程中和练功结束后均有不同变化。练功过程中R-Rmean、RMSSD、PNN50、HF下降，LF、LF/HF升高，说明在练习功法过程中HRV由安静状态时的交感神经和迷走神经平衡逐渐转变为交感神经占优的状态，交感神经兴奋性随着练功的进程逐渐增强。练功结束后R-Rmean逐渐升高，LF、LF/HF降低，RMSSD、PNN50、HF升高，说明迷走神经逐渐恢复较强的调节作用，交感神经兴奋性随之被抑制。由此可见，持续习练"健身气功·导引养生功十二法"能有效调节习练者的自主神经系统功能。

人体的反应并不能在给予刺激的同时发生，刺激的呈现引起一种过程的开始，此过程在机体内部是潜伏的，直到此过程到达肌肉这一效应器时，才产生一种外显的、对环境的反应。因而，反应时间也被称作反应的潜伏期。倘若这种潜伏期能够在有效的运动中得以缩短，无疑可以有效地活跃神经效能。通过设立对照组和练功组，进行一定时间健身气功·导引养生功十二法预备势的练习，对比两组在安菲莫夫测试和大脑反应时测试中不同的数据结果，可以看到在安菲莫夫测试过程中练功组默念口诀3遍后，每分钟所划字母数值，除第4分钟较少外，其他时间远超对照组同等时间所划字母数。说明通过健身气功·导引养生功十二法预备势（默念练功口诀）的练习，练功组的神经过程强度和兴奋性显著提高。而在大脑反应时测试中发现，练功组反应时显著缩短（由189±37秒减少到168±33秒），同样说明"默念练功口诀"的预备势练习可显著提高大脑皮质神经细胞的兴奋性和灵活性。

四、改善心理健康

　　健康不是仅没有疾病，而是身体、心理和社会适应的完好状态。这三者是相互依存、相互影响的，长期在心理压力的阴影下可能会引起躯体疾病或社会适应障碍。SCL-90又名症状自评量表，是权威的心理健康测试量表，由德若伽提斯于1975年编制，该量表共有90个项目，是从感觉、情感、思维、意识、行为、生活习惯、人际关系、饮食睡眠等多角度，评定一个人是否有某种心理症状及其严重程度。通过为期12周健身气功·导引养生功十二法锻炼的前后对比研究，SCL-90测试结果发现，敌对因子呈现非常显著的降低变化（P＜0.01），强迫症状、焦虑因子呈现显著降低变化（P＜0.05），抑郁、敌对两个维度具有非常显著的降低差异（P＜0.01），其他各因子得分均有不同程度的减少，说明健身气功·导引养生功十二法锻炼可帮助习练者调节精神情志和心理状态，缓解精神紧张，减轻心理压力，保持健康的心理状态。

　　心境是指一种使人的所有情感体验都感染上某种色彩的较持久而又微弱的情绪状态，其特点是具有非定向的"弥散性"。良好的心境或不良的心境会使人在心理上形成一种淡薄的背景。运用心境状态量表（简式POMS）对3个月健身气功·导引养生功十二法锻炼的普通大学生进行前后对比测试显示，"紧张"维度出现非常显著的降低，"精力"维度出现非常显著的升高，而"愤怒""疲劳""抑郁""慌乱""自尊感"维度也有不同程度的改善。说明3个月的功法锻炼对习练者的心境状态已产生较大程度的改善。

情绪对人的身心健康具有直接影响。积极的情绪不仅可以促进生理健康，更是和人们的心理健康紧密相关，良好的情绪可使机体生理机能处于最佳状态，使人体免疫抗病系统发挥最大效应，抵抗疾病的袭击。许多专家认为，躯体本身就是良医，85%的疾病可以自我控制。因此，很多心理学家把情绪称为"生命的指挥棒""健康的寒暑表"。情绪还可以改变内分泌和神经系统的功能，影响精神健康。经常紧张忙碌、不顺心会使人体出现失眠、脱发，甚至神经衰弱等系统失调的症状。古语有云："怒则气上、喜则气缓、悲则气消、恐则气下、惊则气乱、劳则气耗、思则气结。"由此可见，情绪对健康的影响很大。健身气功·导引养生功十二法具有独特的调心方式，强调意念导引要"意形结合，似守非守，绵绵若存，清溪淡流"。这些调节意念方式的运用，实际上是以人之心理活动影响生理活动的过程，其特点是"静中求动"，即以"静"促进周身血液循环，疏导脏腑气机，畅通经络气血，开启身体穴窍。如此持久运动，不仅调整了习练者的中枢神经系统，净化了大脑，便于全神练功，而且调整了植物性神经系统，使交感神经紧张度降低，从而五脏得安，对人的心理健康自然也有积极的作用。

第二章

健身气功·导引养生功

十二法功法功理

人的生命是形、气、神三者的统一体，而形、气、神在人的生命运动中又各司其职，且"一失位则三者伤矣"。养生之要在于"将养其神，和弱其气，平夷（移）其形，而与道沈（沉）浮俯仰。恬然，则纵之；迫则用之"。本章通过详细介绍健身气功·导引养生功十二法调身、调息、调心及三调合一等系列内容，旨在帮助学练者掌握形、气、神锻炼的练功方法，提高功法锻炼水平，提升健康水平。

第一节　功法基础

"合抱之木，生于毫末；九层之台，起于垒土；千里之行，始于足下。"要想练好健身气功·导引养生功十二法，就得从功法的基本功、基本动作和基本技术等练起。本节主要介绍手型、步型、呼吸、意念和站桩等功法基础锻炼内容。

一、手型

（一）拳

四指卷屈于掌心，中冲点抠劳宫，拇指弯曲扣在食指第二指节之上（图2-1）。

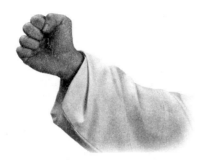

图2-1

以歌述义

四指屈于手掌中，
中指中冲点劳宫；
拇指弯曲扣食指，
适度紧握拳形成。

（二）掌

五指自然伸直，稍分开，中指和食指微上翘，大鱼际里合，拇指亦微翘起，掌心成凹状（图2-2）。

以歌述义

五指自然稍分开，
食中指翘瓦楞态；
鱼际里合成气口，
掌心微含纳祥来。

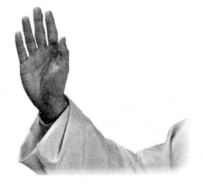

图2-2

第二章　健身气功·导引养生功十二法功法功理

37

（三）勾

勾手一：中指、无名指、小指屈于掌心，拇指的少商穴与食指的商阳穴相接，屈腕（图2-3）。

以歌述义

中无小指屈掌心，
屈腕成勾往下沉；
少商商阳相捏准，
压迫太渊与神门。

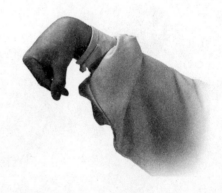

图2-3

勾手二：五指指腹捏拢，屈腕（图2-4）。

以歌述义

五指相捏成勾手，
六井相会腕为轴；
屈腕下压激穴位，
强身健体乐春秋。

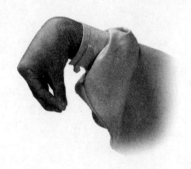

图2-4

二、步型

（一）弓步

两脚前后分开一大步，横向之间保持一定宽度。前腿屈膝前弓，大腿斜向地面，膝顶与脚尖上下相对，脚尖微内扣；后腿自然伸直，脚跟蹬地，脚尖稍内扣，全脚掌着地；目视前方（图2-5）。

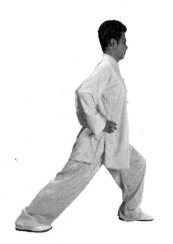

图2-5

以歌述义

两脚前后适分开，
膝顶足尖相对来；
后脚内扣腿伸直，
脚跟蹬地呈瑞彩。

（二）马步

开步站立，两脚间距约为本人脚长的3倍，脚尖朝前，两腿屈膝半蹲，大腿略高于水平，膝盖不超过脚尖；上体保持中正；目视前方（图2-6）。

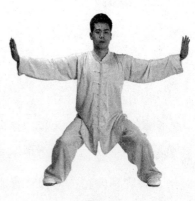

图2-6

以歌述义

屈膝平蹲左右开，

步履轻灵俊俏来；

大腿略高水平线，

稳如泰山体长泰。

（三）虚步

两脚间距约10厘米，一腿向前迈出，脚跟着地，脚尖上翘，膝微屈；后腿屈膝下蹲，全脚掌着地，脚尖斜向前方，脚跟与臀部上下对齐；身体重心落于后腿；目视前方（图2-7）。

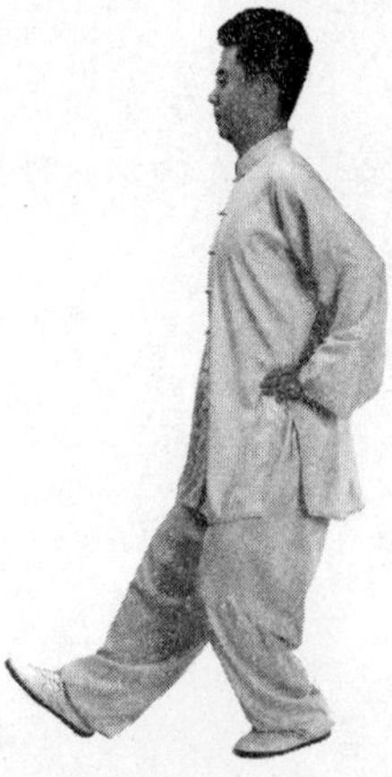

图2-7

以歌述义

一脚上步脚趾翘，

屈膝适度协调好；

重心落于人后腿，

福体安康心不老。

（四）丁步

两腿屈膝下蹲，内侧自然相靠；一脚
脚跟提起，脚尖点地；身体重心落于另一
腿，全脚掌着地踏实；松腰敛臀，上体正
直；目视前方（图2-8）。

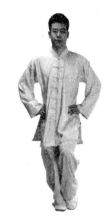

图2-8

以歌述义

一腿半蹲稳如山，
另腿相靠足尖点；
身体中正腰臀直，
功夫稳健换新颜。

（五）横裆步

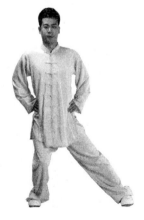

图2-9

开步站立，间距约为本人脚长的
3倍，脚尖朝前；一腿屈膝半蹲，另
一腿伸直，两脚掌踏实着地；上体正
直，松腰敛臀；目视前方（图2-9）。

以歌述义

两脚分开脚踏实，
一腿半蹲一腿直；
松腰敛臀身中正，
气力弥满肺心适。

（六）歇步

两腿交叉靠拢全蹲，前脚全脚掌着地，脚尖外展，后脚前脚掌着地；膝部靠于前小腿外侧，臀部坐在后脚跟处；目视前方（图2-10）。

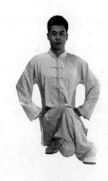

图2-10

以歌述义

一脚插在另脚后，
屈膝全蹲莫低头；
臀部落在后脚跟，
轻松俏势康健秀。

（七）盘根步

两腿交叉靠拢全蹲，前脚外摆，后脚以小趾一侧旋转着地，臀部落在两脚之间；上体稍前倾，松腰敛臀；目视前方（图2-11）。

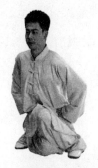

图2-11

以歌述义

两腿交叉力从容，
臀部落在两脚中；
后脚内旋捻小趾，
上体伸直微前倾。

三、呼吸

古人云："人以天地之气生，四时之法成""夫人在气中，气在人中，自天地至于万物，无不赖气以生者也。"由此可见，中国古人已认识到"气"是天地万物（包括人类）的生命之本，人作为有形之躯，不仅由"气"聚集而成，而且人的生命源于天地之气。《素问·病机气宜保命集》指出："性命在乎人，故人受天地之气，以化生性命也。是知形者生之舍也，气者生之元也，神者生之制也。形以气充，气耗形病，神依气位，气纳神存。"意思是说精气神三宝集于人之一身，乃禀受天地精华之气所致。人的形体是生命活动的场所，而气则是生命活动的原动力和形体的最小构成单位。神是指挥、协调生命活动的神志。形体需要"气"来充实，气虚损，形体即受病；而神志活动亦需依赖"气"的功能的发挥，气之升、降、出、入正常，元气也就充沛。气在人体生命活动中的重要性是不能忽视的。大凡养生修炼，无不从调气入手，以积精全神固形，获得健康长寿的效果。本功法同样注重呼吸调气的运用，将细匀深长的腹式呼吸与缓慢柔和的肢体动作协调一致，起到静心止念、吐故纳新、行气活血、强壮脏腑等效果。常用的呼吸方法有以下几种。

（一）自然呼吸

自然呼吸是指不改变自己正常的呼吸方式，不加意念支配，顺其自然的呼吸。自然呼吸不是专指某一种具体的呼吸形式，而是泛指所有在没有任何人为因素干扰下的自在性呼吸。对初学者来说，应多采用自然呼吸的方法，以达到不调而自调的作用，呼吸也会逐渐随练功的深入而变得深、细、匀、长起来。如练功伊始就过分注意对呼吸的各种要求，执意刻意调整，反而容易产生不应有的紧张，以致出现呼吸不畅，影响习练效果。

（二）腹式呼吸

练功中通过横膈肌的运动来完成的呼吸称为腹式呼吸。腹式呼吸又分为顺腹式呼吸和逆腹式呼吸两种。

顺腹式呼吸在生理学上也称为等容呼吸。吸气时，腹肌放松，横膈肌随之下降，小腹逐渐隆起；呼气时，腹肌收缩，小幅回缩或稍内凹，横膈肌也随之上升还原。这种呼吸不仅可以加大肺的换气量，而且能对腹腔内脏起到按摩作用。

逆腹式呼吸在生理学上也称为变容呼吸。吸气时，腹肌收缩，小腹回缩或稍内凹，横膈肌随之收缩下降，使腹腔容积变小；呼气时，腹肌放松，小腹隆起，横膈肌上升还原，使腹腔容积变大。逆腹式呼吸对于内脏器官的影响很大，有类似按摩或运动内脏的作用，尤其对于改善肠胃功能、启动气机有较大的帮助。

（三）提肛呼吸

提肛呼吸是指在吸气时有意识地收提肛门及会阴部肌肉，呼气时放松肛门及会阴部肌肉。

本功法对呼吸运用的总体把握是，初学者宜采用自然呼吸；当动作熟练后，再结合动作的升降开合、旋转屈伸采用逆腹式呼吸进行练习。因功法的动作幅度有大小之别，每个练功者的肺活量、呼吸频率有差异，且练功水平和程度不同，要选择适宜的呼吸方法，切忌生搬硬套。功法技术章节中对各式动作与呼吸的配合只做一般提示，如呼吸不顺畅，应及时采用顺其自然的呼吸方法进行调节。

四、意念

意念，即意识，包含显意识和潜意识，是人脑思维活动形成的一种精神状态。古人云："修身养性，全凭心意练功""练功须用意，无意不为功""气功之妙，贵在守窍"。这些话语道破了健身气功的本质——增强人用意念控制自身形体的能力。古往今来，意念运用的方法尽管千差万别，但基本内容可概括为"意守"。

北京体育大学课题组在室温20℃~25℃的条件下，用上海医用仪表厂生产的ST-1、SK-1数字体温计，对35人练功3个月前后意守商阳穴3分钟皮肤"点温度"的测试发现，意守后比意守前温度平均升高0.43℃（即由32.20℃上升到32.63℃）；30人意守劳宫穴3分钟后的"点温度"，平均升高0.5℃。表明意守在一定程度上促进了局部血液循环加快，既有利于调整中枢神经系统，净化大脑，便于凝神练功，也有助于调整植物神经系统，降低交感神经紧张度，从而使五脏六腑得安。健身气功的意念运用多种多样，在本功法中常采用以下几种方法。

（一）意想动作过程

在练功过程中意想动作规格是否正确，技术方法是否准确清晰，练功要领是否合乎要求，既可系住念头、集中意念，也有利于正确掌握功法技术，还可将意念与形体动作相结合，逐步做到形神相合、形神合一。

（二）意守身体部位

意守身体部位是指把注意力集中到自己身体的某一部位，但常用的意守部位一般是经络上的穴位。这种把注意力集中到某一穴位上的意守方法，不仅有助于排除杂念、收摄心神，而且由于意守穴位的不同，也对身体内部气血的运行、脏腑的功能发挥着不同的调节作用。如意守神阙穴，即肚脐，因该部位系"命蒂所系，呼吸所通，存之可以养育元神，厚肠开窍"，它不但是元气之根，还由于其居于人体上下之正中部位，更有利于调节人体上下之不平衡。

（三）意守呼吸

意守呼吸是指练功中有意识地注意呼吸的一种意守方法。把意念与呼吸相结合，细心体会内在气息的调整，具有促进人体气机升降开合和强化真气生发的作用。

（四）默念口诀

在功法开始后心念口诀，要默不出声、意发于心、察之于体，使身心渐入佳境。

（五）存想

存想是指在放松入静的条件下，运用自我暗示设想某种形象，以集中意念的一种练功方法。存想是以含蓄、间接的暗示方式对人的心理产生影响，再由心理影响生理，达到养生保健的目的。

练功意守要"火候适度"。因为意念如水火，水可以载舟，也可以覆舟；火可以给人带来温暖，但亦可造成玩火者自焚。因此，练功意念"既不能不守，也不能死守"。本功法意守方法的运用，应根据不同的姿势要求、自身的技术水平及练功阶段合理选择。初学者可重点意想动作的过程和规格要领。随着练功的深入，逐渐进入似守非守、绵绵若存的境界。功法技术章节中介绍的各式意念活动，只是从总体上作一般提示，学练者应视自身情况灵活运用。

五、站桩

（一）抱元桩

抱元桩亦名抱球桩。两臂体前环抱的高度因人而异，以高不过眉、低不过裆为宜，本功法主要取与肚脐同高。站桩的时间、强度等需量力而行、循序渐进，并持之以恒。

1. 动作说明

两脚开步站立，脚内侧与肩同宽，脚尖朝前；两臂内旋摆至体侧约45°，继而外旋，两掌向前环抱于腹前，与脐同高，掌心朝内，指间相对，间距约10~20厘米；同时屈膝，垂直下坐，膝盖不超过脚尖；目视前方（图2-12）。

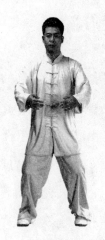

图2-12

以歌述义

两脚分开同肩宽，
内外悬臂抱腹前；
松腰敛臀向前看，
呼吸自然神内敛。

2. 呼吸方法

（1）初练时宜采用自然呼吸。

（2）随着练功水平的提高，自然过渡到腹式呼吸。

（3）初站桩时，可有意运用呼吸引动气机，以3次为宜，最多不超过9次。

3. 意念活动

（1）站桩初期以意念端正身型。

（2）随着练功的深入，意守丹田。

4. 技术要点

（1）百会虚领，立项竖脊，沉肩坠肘，虚胸实腹，敛臀坐胯，屈膝下坐，立身中正。

（2）收视返听，精神内守，气沉丹田。

5. 功理与作用

可调身、养形、换劲、卸掉全身拙力，可调息、升清降浊、养丹田之气，可调心、静笃养神、清虚静定，取得形神共养、内外合一、相守相成、浑然一体之效。

（二）金鸡独立桩

1. 动作说明

右腿直立站稳，脚趾抓地；左腿屈膝后伸，脚面绷平，脚底斜朝上；同时，两掌随两臂内旋划弧至腹前变勾手，继续向前、向上摆至头的前侧上方，两臂自然伸直，勾尖朝下；身体成反弓形；目视前方（图2-13）。

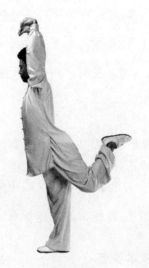

图2-13

此桩分左右两式，须换向操作；左式同右式动作，唯左右方向相反。

以歌述义

一脚抓地腿伸直，

另脚后摆宜同时；

成勾上举身反弓，

气沉丹田眼平视。

2. 呼吸方法

（1）初练时，宜采用自然呼吸。

（2）随着练功水平的提高，自然过渡到腹式呼吸。

3. 意念活动

（1）站桩初期以意念调适姿势，保持身体平衡。

（2）随着练功的深入，意守丹田。

4. 技术要点

（1）百会虚领，头正颈直，支撑腿自然伸直，支撑脚脚心涵空，五趾抓地，保持重心平衡和身体中正。

（2）两腕充分上提，勾尖朝下，下颌微收，沉肩坠肘，含胸拔背，腰胯放松。

（3）精神集中、神意内敛，呼吸自然、周身放松，眼似看非看。

（4）平衡腿抬起高度、站桩的时间和强度因人而异，可采用多次重复练习方式逐渐提高。

5. 功理与作用

可增强腰背部和腿部力量，提高人体平衡能力。下肢单腿站立、上肢两手成勾上举，可牵动全身经脉，促进周身气血流通，调节人体阴阳平衡。

第二节　功法操作

一、健身气功・导引养生功十二法（站势）

预备势

1. 名称解诂

凡事预则立，不预则废。如为获得丰收，首先要做好备耕，包括修理农具、积肥等。进行体育锻炼同样也要做好系列准备练习，以使身体各器官系统预先得到适当活动，为逐步进行各种肢体运动做好准备，并预防伤害事故发生。"健身气功・导引养生功十二法"沿袭这一优良传统，采用意、气、形"三调一体"的诗歌形式——默念"练功口诀"做好功前准备。

2. 动作说明

动作一：并步站立，周身放松（图2-14）。

动作二：两手叠于丹田，男、女均左手在里（图2-15）。

动作三：默念练功口诀。

动作四：将两手垂于体侧；目视前方（图2-16）。

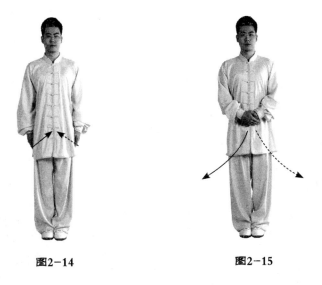

图2-14   图2-15

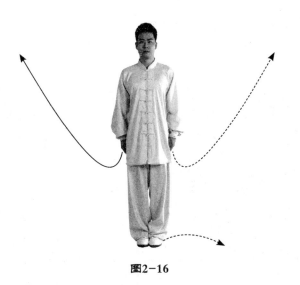

图2-16

3. 呼吸方法

（1）初练时，宜采用自然呼吸。

（2）随着练功水平的提高，可采用逆腹式呼吸。

4. 意念活动

（1）做动作一、动作二、动作四时，意想动作规格。

（2）做动作三时，默念练功口诀：

> 夜阑人静万虑抛，意守丹田封七窍。
>
> 呼吸徐缓搭鹊桥，身轻如燕飘云霄。

5. 技术要点

（1）做到虚领顶劲、头正颈直、眉宇放松、齿唇轻合、舌抵上腭、沉肩坠肘、含胸拔背、松腰敛臀，确保立身中正、周身放松。

（2）目视前方要精神内敛、神不外驰。

（3）默念练功口诀要做到轻弱圆匀、意发于心、察之于体。

6. 易犯错误与纠正方法

（1）八字脚站立。注意两脚内侧靠拢并齐，脚尖正朝前。

（2）两手叠于丹田时位置错误。注意，无论男女，两手相叠时均左手劳宫对准腹部气海，右手劳宫对准左手外劳宫。

7. 功理与作用

（1）端正身型，调匀呼吸，宁神静气，启动气机，使习练者进入练功状态。

（2）默念口诀可通过暗示等的作用，收到集中精神、调节情志、安定心神、消除杂念等良效。

（3）具有调和气血、涵养五脏、调节阴阳、培育元气的作用。

第一式　乾元启运

1. 名称解诂

乾元启运三阳泰，斗柄回寅万户春。《周易》曰："乾，元、亨、利、贞。""元、亨、利、贞"是乾的卦辞（图2-17）。

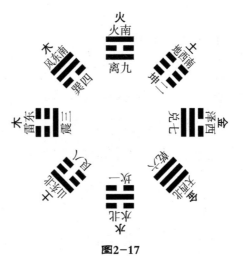

图2-17

何谓"元"？元者始也。意思是说，乾是万象万物的开始，或者说宇宙万象万物都是乾创造的，故称为"元"或称为"启元"。

何谓"亨"？亨者通也。也就是亨通，没有任何障碍的意思。

何谓"利"？利者顺也。也就是通达顺利的意思。故"利"与"亨"经常联用，称为亨利。

何谓"贞"？贞者正也。所谓正，就是完整，没有受到破坏的意思。

故《象辞》说："乾，泰也，小往大来，吉，亨也。"《周易与汉字》指出："泰字，从三，从人，从水，水木清奇，三阳开泰，时值孟春，万物蓬勃而生。"

史书记载，"乾元启运"常与"三阳泰"联用，且与"斗柄回寅万户春"成联（图2-18）。

"斗柄"，是指北斗星的斗杓（音同标）。北斗星的斗柄随季节的变化而不同。斗柄指东为春，指南为

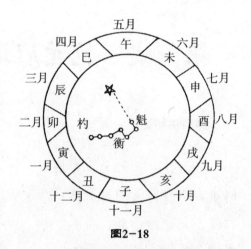

图2-18

夏，指西为秋，指北为冬。一年当中，斗柄指向东方时，正值阴历之寅月，故有"斗柄回寅万户春"。

习练"乾元启运"时，其身形和动作结构很像"卯"字，"дР"。史书记载："卯"乃十二地支之"第四支"。《淮南子》云："卯则茂茂然。"《释名》亦云："卯，冒也，载冒土而出也，盖阳气至，是始生也。"这些古语告诉我们，农历二月（卯），属木，节令是春分，此时微风和煦，冰雪消融，各种植物发芽生长；盘曲成团的冬眠动物各自舒肢伸腰，展放条达；经过严冬的人们，在春风的呼唤下，阳气布陈，气机生发，生命力大增，故有"一年之计在于春"之说。

人立身于天地之间，如能顺从人体这个小宇宙的气血运行与天地大宇宙的运行同步相应之理，上采天阳，下取地阴，必将取得阴阳和合、天地相交、修身养性、延年益寿之功效，收讫"乾元启运，三阳开泰，欢度人生，颐养天年"之果。

2.动作说明

动作一：接上式。身体重心移于右脚，右腿稍屈，左脚向左开步，稍宽于肩，脚尖朝前，重心随之移至两脚之间，两腿伸直；同时，两掌随两臂内旋分别从左右体侧摆至约与肩平，掌心朝后，指尖朝外，两臂自然伸直；目视左掌（图2-19）。动作不停，两掌随两臂外旋转掌心朝下、向体前平摆至两掌间距与肩同宽，两臂自然伸直；目兼视两掌（图2-20）。

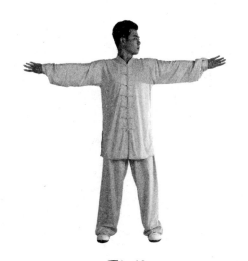 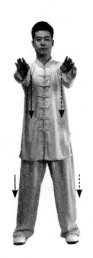

图2-19   图2-20

动作二：两腿屈膝下蹲；同时，两掌随两肘稍回收下沉至与脐平，掌心朝下，指尖朝前；目视前方（图2-21）。

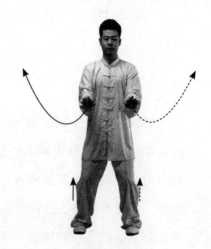

图2-21

动作三：两腿徐缓伸直；同时，两掌随两臂内旋分别向左右摆至约与肩平，掌心朝后，指间朝外，两臂自然伸直；目视右掌（图2-22）。动作不停，身体重心移于右脚，右腿半蹲，左腿自然伸直；同时，两掌随两臂外旋转掌心朝下并向身前平摆至两掌间距与肩同宽，两臂自然伸直；目兼视两掌（图2-23）。

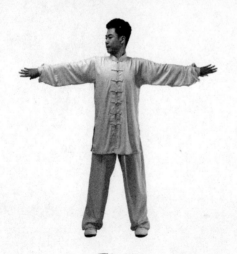

图2-22

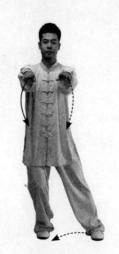

图2-23

动作四：左脚向右脚并拢，两腿由屈徐缓伸直；同时，两掌轻轻下按至与脐相平后，分别垂于体侧成并步站立势；目视前方（图2-24）。

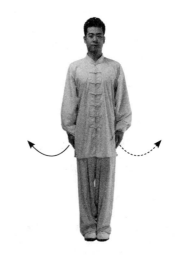

图2-24

动作五至动作八同动作一至动作四，唯左右方向相反。

3. 呼吸方法

动作一、三、五、七吸气，动作二、四、六、八呼气。

4. 意念活动

意守丹田（指关元）。

5. 技术要点

（1）动作一、动作三两臂内旋、两掌分别从左右体侧上摆时拇指需稍用力，以利于臂的旋转。

（2）动作二、动作四下蹲的高度应根据自身情况而定，切不可勉强下蹲，上体应保持中正安舒。

（3）吸气时提肛收腹，呼气时松肛松腹。

6. 易犯错误与纠正方法

（1）两臂侧举目视左（右）掌时右（左）掌偏低，掌心向后下方。注意两臂应成侧平举，左右两掌与肩同高，并成一水平线；同时，两掌拇指稍用力内旋，使掌心完全朝向后方。

（2）动作二、动作四屈膝下蹲时，身体前倾，膝盖超过脚尖。注意要在保持虚领顶劲、竖腰立脊的基础上，再敛臀坐胯、屈膝下蹲。下蹲的幅度不宜过大，身体重心应垂直下沉，要以不破坏上身中正为前提缓慢下蹲。

（3）开并步时，动作过快，身体出现晃动。注意开步时要先屈膝降低重心，再缓慢开步，重心平稳移动；并步时，应先向支撑腿平移重心，待重心完全移到支撑腿后，再缓慢收脚并步。

7. 功理与作用

（1）有助于畅通手太阴肺经和手阳明大肠经，对伤风感冒、支气管炎等呼吸系统疾病有一定的防治作用。

（2）意守丹田，既利于排除杂念，净化大脑，又有助于补中益气，扶正培本，增强体质，提高身体抵抗力。

第二式　双鱼悬阁

1. 名称解诂

诗云："怀抱太极一元复始，交泰乾坤四时安康。"太极阴阳八卦图是由太极阴阳双鱼图（图2-25）和"乾、坎、艮、震、巽、离、坤、兑"八个卦象符号构成（图2-26）。《周易·系辞上》讲道："太极是派生万物的根源。"由此可见，太极阴阳八卦图中既蕴藏着由于日、地、月三者相互运动而产生的阴阳消长的宇宙变化规律，标志着宇宙万物的化生和演变，象征着人体生长壮老已的生命曲线，还体现着中医时间医学的节律。

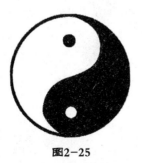

图2-25

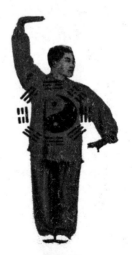

图2-26

"双鱼悬阁"（见图2-26）定势动作，一手上托头之前侧上方，一手下按于胯旁，犹如两条阴阳鱼悬挂于庭一般，以动作形式表意太极阴阳八卦图，意境深远。

2. 动作说明

动作一：接上式。身体左转45°，两腿伸直；同时，两掌随两臂内旋分别向左右两侧摆起60°，两臂伸直，掌心朝后；眼平视左前方（图2-27）。继而，身体右转，重心移于右脚，右腿半蹲，两腿内侧相靠，左脚跟提起成左丁步；同时，左掌随左臂外旋收于右小腹前，掌心朝上；右掌弧形内收上摆落于左腕之上，无名指指腹置于太渊穴呈切脉状；眼之余光看手（图2-28）。

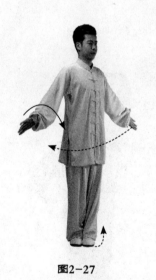

图2-27

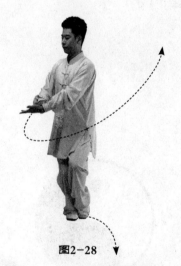

图2-28

动作二：身体左转，左脚向左前方上步，由虚步变成弓步；同时，两手呈切脉状顺势弧形前摆至身体左前方，左臂自然伸直，左掌心朝上；眼兼视两掌（图2-29）。继而，重心后移，身体向右转正成左虚步，左脚尖翘起；同时，左臂内旋，右臂外旋，右掌指随之捻转太渊穴后，与左掌相叠于胸前，两掌心相合，劳宫对劳宫，左掌心朝外，两掌距胸部约20厘米；眼之余光看双掌（图2-30）。

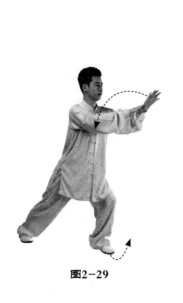

图2-29

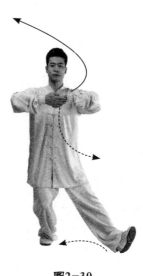

图2-30

动作三：左脚向右脚并拢，两腿由屈逐渐伸直；同时，两掌稍横向对摩。继而，左掌随左臂内旋下按于左胯旁，离胯约20厘米，左臂成弧形，左掌指朝右；右掌随右臂内旋上架于头右前上方，右臂成弧形，右掌指朝左；眼向左平视（图2-31）。

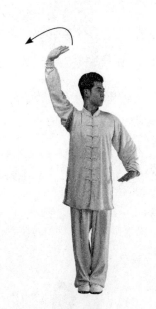

图2-31

动作四：左手不动，右掌随右臂沉肘向右前方稍下按；眼转视右掌（图2-32）。继而，右掌下落与左掌一起分别垂于体侧成并步站立势；目视前方（图2-33）。

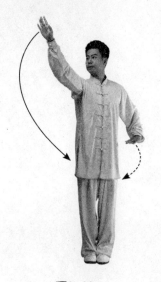

图2-32

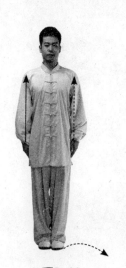

图2-33

动作五至动作八同动作一至动作四，唯左右方向相反。

3. 呼吸方法

（1）动作一、动作二身体左转时和动作五、动作六身体右转时吸气；动作一、动作二身体右转时和动作五、动作六身体左转时呼气。

（2）动作三、七吸气；动作四、八呼气。

4. 意念活动

意守丹田（指关元）。

5. 技术要点

（1）动作二身体旋转时要以腰为轴带动两掌。

（2）切脉时，无名指、中指、食指分别用指腹置于寸、关、尺部位（寸、关、尺指寸口脉分三部的名称。桡骨茎突处为关部，关前为寸，关后为尺）。

（3）动作三右手上撑、左手下按成定势时，要两肩端平、两肘微屈，两手臂呈弧形饱满状。

（4）吸气时提肛收腹，呼气时松肛松腹。

6. 易犯错误与纠正方法

（1）上步时未绷脚，落地时未翘脚。注意上步时要先降低重心，迈出脚脚尖贴地绷脚前伸；到位落地时，脚尖上翘，脚跟落地。

（2）两掌由切脉变合掌时，身体后仰。要注意始终保持立身中正、不偏不倚，重心平稳移动。

（3）合掌胸前时，距胸过近。注意合掌胸前时，两掌内外劳宫相对，掌与胸同高，距胸约20厘米。

（4）并步撑按成定势时，两掌指尖方向左右不相对。注意两臂要充分内旋，肘部微屈，下按手坐腕，上架手顶腕，上下撑按；上架手中指尖位于肩髃穴的正上方，下按手指尖对准环跳穴，两手臂呈弧形饱满状。

7. 功理与作用

（1）两臂反复旋转拉伸，可刺激手太阴肺经、手阳明大肠经等经脉，有助于提高肺功能，缓解咳喘等呼吸系统疾病。

（2）以腰带臂反复转动，能刺激肠胃的蠕动和调动经络之气，有助于提高脾胃功能，改善消化不良、胃脘痛等消化系统疾病。

（3）多种步型转换练习，可增强腿部肌肉力量，有利于提高肾功能，对生殖、泌尿系统疾病有一定的干预作用。

第三式　老骥伏枥

1. 名称解诂

骥，千里马。《论语·宪问》云："骥不称其力，称其德也。"此处之老骥，是指鹤发童颜的老人。

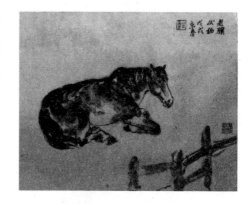

枥（音历），马槽。伏枥，俯向马槽，指马关在马圈里。

本功法中的"老骥伏枥"，取自曹操《龟虽寿》，曰："老骥伏枥，志在千里，烈士暮年，壮心不已。"说的是老了的良马，虽伏处马房，仍想奔千里远路。后常以"老骥伏枥"比喻有志之士，年虽老但仍有雄心壮志，表达了一种磅礴的激情和积极进取的精神。

2. 动作说明

动作一：接上式。身体重心移于右脚，右腿稍屈，左脚向左开步（约为本人的三脚长），随之重心移至两脚之间，两腿逐渐伸直；同时，两掌随两臂外旋前摆至与肩平，掌心朝上，指尖朝前，两掌间距与肩同宽；眼兼视两掌（图2-34）。继而，两掌逐渐握拳随两臂屈肘收于胸前，肘尖下垂，两前臂相靠贴身，拳高与下颏齐平；目视前方（图2-35）。

　　动作二：两拳变掌随两臂内旋向前上方伸出，掌心朝前，指尖向上，两臂自然伸直，两掌间距稍宽于肩；目视前方（图2-36）。继而，两腿下蹲成马步；同时，两掌逐渐成勾手（少商与商阳相接）分别从体侧向身后勾挂，勾尖朝上，两臂伸直；眼向左平视（图2-37）。

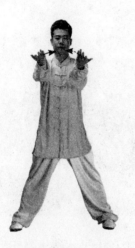

图2-34

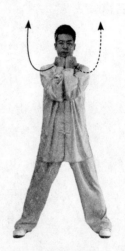

图2-35

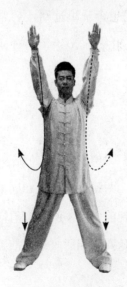

图2-36

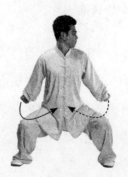

图2-37

动作三：两腿不动；同时，两勾手变掌随两臂内旋于腹前，使掌背相靠，掌指朝下；目视前方（图2-38）。继而，两腿伸直；同时，两掌由腕掌骨、第一指骨、第二指骨、第三指骨依次卷屈，顺势弹甲（指甲）变掌向左右分开，两臂自然伸直，掌指朝上，手腕高与肩平；目视前方（图2-39～图2-41）。

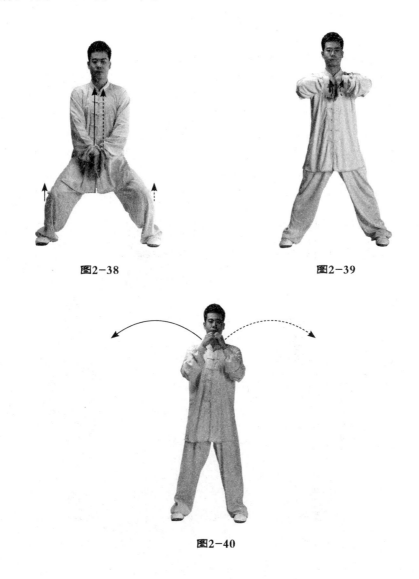

图2-38

图2-39

图2-40

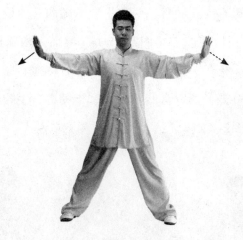

图2-41

动作四：重心移于右脚，右腿半蹲，左脚向右脚并拢，两腿由屈徐缓伸直；同时，两掌轻轻下落置于体侧成并步站立；目视前方（图2-42、图2-43）。

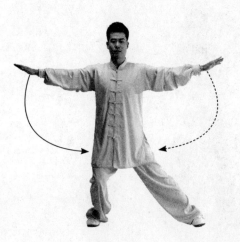

图2-42

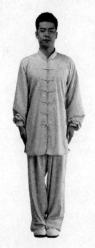

图2-43

动作五至动作七同动作一至动作三，唯左右方向相反。

动作八：重心移于左脚，左腿半蹲，右脚向左脚并拢，两腿由屈徐缓伸直；同时，两掌从体侧轻轻下落，继而两手握拳（方拳）收于腰侧，拳心向上（图2-44）。

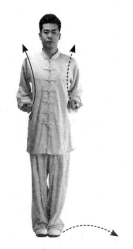

图2-44

3. 呼吸方法

（1）动作一和动作五开步、动作二和动作六两臂前上方伸出时吸气；动作一和动作五屈肘收于胸前、动作二和动作六成勾手勾挂时呼气。

（2）动作三和动作七时吸气；动作四和动作八时呼气。

4. 意念活动

意守太渊。

5. 技术要点

（1）握拳屈肘于胸前时，以中指端点抠劳宫穴。

（2）成马步姿势时，膝盖顶端不能超过脚尖，屈腕宜充分。

（3）吸气时提肛收腹，呼气时松肛松腹。

6. 易犯错误与纠正方法

（1）握拳屈肘于胸前时，两肘分开，前臂成"八"字。注意两掌握拳屈肘于胸前时，肘尖下垂，前臂并齐，上臂贴胸，拳面与下颌齐平，目视前方。

（2）马步后勾手时，身体前倾，勾手手型不对。注意两腿下蹲成马步时，要始终保持竖腰立脊、中正不偏；勾手为拇指捏于食指第一指节，其余三指屈于掌心，成两商（少商和商阳）相接勾。

7. 功理与作用

（1）点抠劳宫有助于提高心功能，对高血压、冠心病等亦有改善作用。

（2）屈腕成勾手和叠腕、卷指的动作，对肺经原穴太渊、心包经原穴大陵、心经原穴神门等均有按摩作用，有强心益肺之效；马步下蹲可增加下肢肌肉力量。

（3）补中气、壮元气，即扶植正气、强身健体。

第四式　纪昌贯虱

1. 名称解诂

　　"纪昌贯虱"取自《列子·汤问》，说的是纪昌拜射箭能手飞卫学艺的故事。纪昌拜师时，飞卫说："你要学好射箭，必须先学会在任何情况下都不眨眼的本领。"于是，纪昌回到家，遵师命仰躺在妻子的织布机下，盯着穿来穿去的梭子。苦练两年后，当有人用锥尖向他眼睛刺去时他都不眨眼，他心想功夫已成，就兴致勃勃地去拜见老师飞卫。飞卫却摇头说："你只做到这一点还远远不够，只有把很小的物体看得很大，将模糊的东西看得很清楚时，才谈得上射箭。"

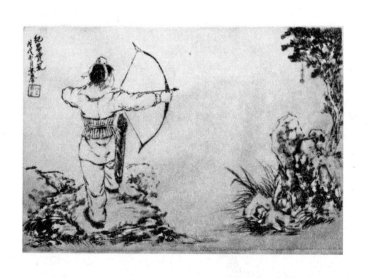

纪昌回到家后，就捉了一只虱子，用牛尾毛拴住吊在窗口，天天目不转睛看着虱子。功夫不负有心人，十多天后，虱子在他眼中逐渐大了起来；三年后，他将虱子看得犹如车轮，而后再看其他东西犹如山丘一般。至此，他拉弓搭箭射向虱子，弦声响处利箭穿透虱心，而牛尾毛却纹丝不动悬挂在空中。这时他又跑去告诉老师飞卫，飞卫高兴地说："你的箭法学成了。"

精湛的技艺，绝不是三天两天就能练成的，必须不畏艰辛、勤勤恳恳，一步一个脚印，不断努力，才能成功。

2. 动作说明

动作一：接上式。重心移至右脚，右腿半蹲，左脚向左开一大步，脚尖朝前，随后两腿伸直；同时，两拳变掌坐腕前推，两臂自然伸直，两掌间距约与肩同宽，手腕约与肩齐平，掌心朝前，指尖向上；眼看双掌（图2-45）。

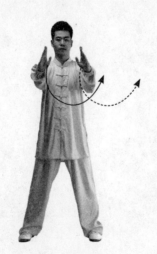

图2-45

动作二：身体左转；左腿屈膝下蹲，右腿伸直，脚跟侧蹬；同时，两手先轻握拳（方拳）随身体左转平移至身后，左臂放松，高与肩平；右臂弯曲，右拳屈于左胸前；眼看左拳（图2-46）。继而，身体稍向左转；两拳紧握，手抠劳宫，左臂伸直，左拳侧伸，右拳拉至右胸前，两拳拳眼均向上；沉髋舒胸；眼看左拳（图2-47、图2-47附）。

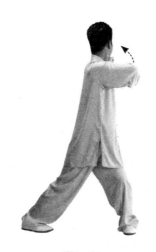

图2-46

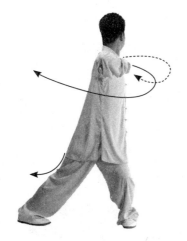

图2-47

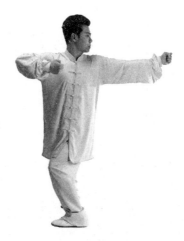

图2-47附

动作三：身体向右转正，右脚脚跟内旋使脚尖朝前，继而重心移于右脚，右腿弯曲；同时，两拳变掌随两臂内旋顺势平移至身前，两臂伸直，高与肩平，掌心朝下，指尖向前；眼看两掌（图2-48）。

动作四：左脚向右脚并拢，两腿由屈逐渐伸直；同时，两掌下落随之握拳（方拳）收于腰侧，拳心朝上；眼平视前方（图2-49）。

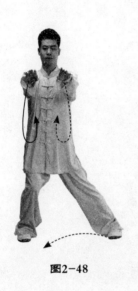

图2-48

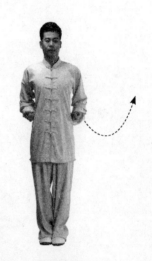

图2-49

动作五至动作八同动作一至动作四，唯左右方向相反。

重复动作一至动作八一遍，共做两遍。

3. 呼吸方法

动作一、三、五、七吸气；动作二、四、六、八呼气。

4. 意念活动

意守命门。

5. 技术要点

（1）动作一两掌前推时，应起于根、顺于中、达于梢。

（2）动作二身体左转时，上体应立身中正，脚跟侧蹬切勿拔起。

（3）做动作三时，身体重心应下沉；眼先环视左掌，当身体转正时，再兼视两掌。

（4）做动作四时，百会上顶，沉肩垂肘带手下落，气沉丹田。

（5）吸气时提肛收腹，呼气时松肛松腹。

6. 易犯错误与纠正方法

（1）侧转身成弓步时，前脚掌碾动，后脚跟提起，膝关节弯曲。注意侧转身成弓步时，前脚不动，膝关节弯曲内合，保持膝盖与脚尖上下相对，向正前（即起势方向）方向。后脚以脚掌为轴，脚跟贴地向外碾动侧蹬，脚跟不可离地，膝关节伸直。

（2）侧转身拉弓时，拉弓手肘部下落，低于肩部。注意拉弓手屈肘与肩同高，水平向后拉，使两拳、后肘与肩保持水平。

（3）开步、并步时上体晃动。注意开步前先降低重心，使重心完全平移到支撑腿后，再缓慢平稳开步；并步时重心不升起，先平移重心到支撑腿后，再缓慢收脚并步，整个过程始终保持百会虚领。

7. 功理与作用

（1）两手握拳时，瞬间点抠劳宫，有助于清心降火。

（2）拉弓射箭，有助于舒胸畅气、调和心肺。

（3）意守命门和脚跟侧蹬捻动涌泉，有助于滋阴补肾、固肾壮腰。

第五式　躬身掸靴

1. 名称解诂

"躬身掸靴"取材于宋代"程门立雪"的故事。《宋史·杨时传》讲道：北宋学者杨时（1053—1135年），字中正，四十岁时拜访著名哲学家、教育家程颐，此时程老夫子正在冥坐，待程睁开眼时，杨时的腿上积雪已深一尺许……。程老夫子十分感动，应允后，杨时躬身掸去积雪，致礼入座。

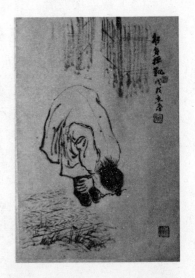

从"躬身掸靴"的动作结构来看，主要是通过习练者"前躬折体"，以达保精生髓、滋阴补肾、强身健体之效。

2. 动作说明

动作一：接上式。舒胸展体，身体左转45°；同时，左拳变掌随左臂内旋后伸；眼看左掌（图2-50）。继而，左掌随左臂外旋和身体右转顺势摆至身体右前上方，左臂伸直；眼看左掌（图2-51）。继而，左掌落于右肩前（拇指背和食指桡侧面贴右肩），屈肘翘指；眼之余光看左掌（图2-52）。

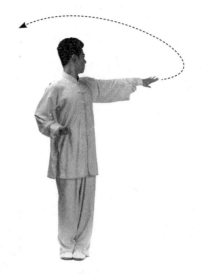

图2-50

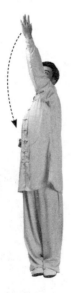

图2-51

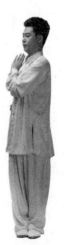

图2-52

动作二：上体右侧屈，两腿伸直；同时，左掌随左臂稍外旋沿右腿摩运下行（指腹沿足太阳膀胱经，掌心沿足少阳胆经，掌根沿足阳明胃经）达于足外踝处；稍抬头（图2-53）。继而，身体向左转正；同时，左掌随左臂内旋经脚面摩运至左脚外踝处呈掸靴状，稍抬头；眼之余光看左掌（图2-54）。

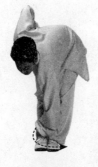

图2-53

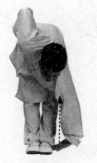

图2-54

动作三：左掌随左臂外旋握拳，并随上体稍起提至左膝关节处；稍抬头（图2-55）。

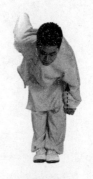

图2-55

动作四：上体直起；同时，左拳收于腰侧，拳心朝上，中冲点抠劳宫；眼平视前方（图2-56）。

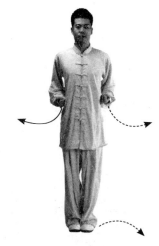

图2-56

动作五至动作八同动作一至动作四，唯左右方向相反。

重复动作一至动作八一遍，共做两遍。

3. 呼吸方法

动作一、三、五、七吸气，动作二、四、六、八呼气。

4. 意念活动

意守命门。

5. 技术要点

（1）动作一转身摆掌时，上体中正不歪斜，摆动臂伸直，动作舒展大方。初学者和疾病患者宜因人而异。

（2）撺靴后起身时，腰背自然，不刻意塌腰起身，速度均匀。

（3）吸气时提肛收腹，呼气时松肛松腹。

（4）高血压病患者练习此势时，定要将头抬起，或遵医嘱练习。

6. 易犯错误与纠正方法

（1）动作一转体摆掌时，幅度过大或过小，上体倾斜。以左式动作为例，身体向左转身45°，同时左拳变掌内旋后伸，随之直腕伸臂，小指侧向上领起，上体保持直立，目视左手；接着，身体转正，左臂外旋至掌心朝前，目视左掌，身体拔伸；继而，身体右转45°，左掌随左臂继续外旋，并随身体右转摆至身体右前上方，接着落于右肩前，掌心朝右后45°，眼之余光看左掌。

（2）掸靴时屈膝，低头。身体侧屈向下摩运时，要始终注意保持直膝状态，同时还要做到微抬头。

7. 功理与作用

（1）"督脉贯脊属肾""腰为肾之府""肾与膀胱相表里"。身体前躬可刺激肾经、膀胱经、带脉、冲脉，增强腰部肌肉力量，从而起到滋养肾阴、温补肾阳、纳气归肾、固肾壮腰、健脑增智的作用。

（2）转体旋臂拔伸、下探，可充分活动肩关节，有助于防治肩周炎、上交叉综合征等。

第六式　犀牛望月

1. 名称解诂

犀牛，哺乳纲，犀科，体型大，皮厚而韧，颈短，转头不便，吻上有一角或二角，其角是珍贵的药材，具有凉血、解毒、清热之作用。唐代李商隐有诗云："身无彩凤双飞翼，心有灵犀一点通。"其"心有灵犀一点

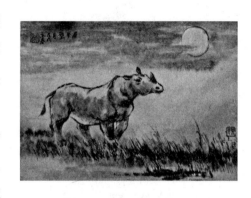

通"，即是以"灵犀"比喻双方心领神会，产生情感共鸣。

十五的月亮高挂夜空，其光如水，格外动人。"星移斗转月西沉"，在此环境下习功健身，自然会让人产生"明月松间照，清泉石上流"的遐想，使人忘却烦恼、宁静心神，进而促进健康。

本势借用"犀牛望月"命名，其意是借犀牛的生理特点和习性及月白风清之幽静喻修身养性。通过躯体"左旋右转"等锻炼，可纳气归肾、滋阴补肾、温补肾阳，防治肾病、腰痛等多种疾病。

2. 动作说明

动作一：接上式。身体重心移至右脚，右腿弯曲，左脚向左开一大步，脚尖朝前；同时，两拳变掌随两臂内旋下按后撑，掌心向下，指尖

朝前；眼平视前方（图2-57）。继而，身体重心移至左脚，左腿弯曲，右腿伸直；同时，两臂继续内旋，两掌由坐腕随之放松分别向两侧偏后弧形摆起；眼平视前方（图2-58）。

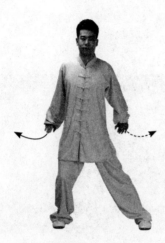 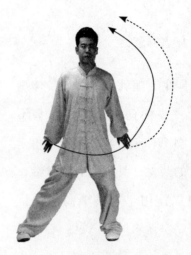

图2-57　　　　　　　　　　　图2-58

动作二：以右脚掌为轴，脚跟外蹬，上体左转，右腿伸直，左腿弯曲；同时，两掌顺势分别从两侧向上摆起停于头的前侧上方，两臂均成弧形，掌心朝前上方，掌指相对；眼看左后上方，呈望月状（图2-59）。

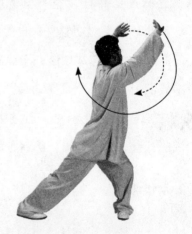

图2-59

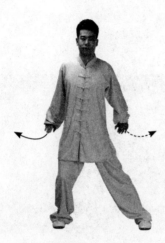 健身气功·导引养生功十二法

84

动作三：身体向右转正，以右脚掌为轴，脚跟内旋将重心移至右脚，右腿半蹲，左腿伸直，脚尖朝前；同时，两掌下沉随两臂外旋弧形摆至胸前，两臂自然伸直，掌心朝上，掌指朝前，两掌之间的距离与肩同宽；眼兼视两掌（图2-60）。

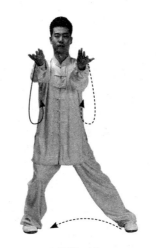

图2-60

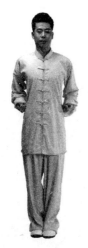

图2-61

动作四：左脚向右脚并拢，两腿由屈逐渐伸直；同时，两掌随两臂内旋下落垂于体侧，继而握拳（方拳）收于腰侧，拳心朝上；眼平视前方（图2-61）。

动作五至动作八同动作一至动作四，唯左右方向相反。

重复动作一至动作八一遍，共做两遍。然后，两掌垂于体侧成并步站立；眼平视前方（图2-62）。

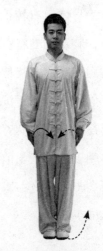

图2-62

3. 呼吸方法

动作一、三、五、七吸气，动作二、四、六、八呼气。

4. 意念活动

意守命门。

5. 技术要点

（1）动作二转腰举臂望月时，身体中正，掌根外撑两臂成弧形；转腰幅度宜大，髋胯下沉，支撑腿之膝应前跪，后腿蹬直，后脚跟不得离地。

（2）两掌握拳时，中冲瞬间点抠劳宫。

（3）两臂旋转幅度宜大，速度均匀，切勿端肩、忽快忽慢。

（4）吸气时提肛收腹；呼气时松肛松腹。

6. 易犯错误与纠正方法

（1）开步过小，两手未坐腕后撑。左脚开步时，先屈膝下蹲，大腿与地面约呈45°，重心平移到右腿后，左脚再向左侧开一大步，即两脚内侧距离约为自己两个半到三个脚长。开步时两手要坐腕后撑。

（2）侧转身成弓步时，前脚掌蹍动，后脚跟提起，膝关节弯曲。侧转身成弓步时，要注意前脚不动，膝关节弯曲内合，保持膝盖与脚尖上下相对，向正前（即起势方向）方向；后脚以脚掌为轴，脚跟贴地向外蹍动侧蹬，脚跟不可离地，膝关节伸直。

（3）转腰举臂望月时，身体歪斜，两手一高一低，两臂未成弧形，未抖腕亮掌。转腰举臂望月时，注意上体保持正直，举臂时用手背领手掌，手过头后再抖腕亮掌，两臂成弧形，掌根外撑，掌指相对，两中指尖分别对准两肩髃穴。

（4）转腰举臂望月时，转腰和举臂幅度太小。腰要转到使胸部面向侧后约30°方向，两臂要上举到使手臂与水平约呈60°的夹角。

7. 功理与作用

（1）转颈旋腰等动作，有助于锻炼颈部和腰背部的肌肉，松解其粘连，缓解肩、肘、腕、颈、背、腰等部位的疼痛。屈膝下蹲、重心移动转换，有助于增强腿部力量。

（2）旋臂、撑臂等动作，可畅通手三阴、手三阳经脉，有助于强心益肺、通调三焦、润肠化结。

（3）意守命门和脚跟侧蹬捻涌泉，有助于滋阴补肾。

第七式　芙蓉出水

1. 名称解诂

"芙蓉出水花正好，孔雀开屏月初圆。"芙蓉，是莲荷之别名。莲荷全身是宝，实用价值广泛：其根是藕，《本草纲目》称藕为"灵根"，可补中益气、祛瘀生新；莲花入药，其花瓣可清热、祛湿、止血，花心可固肾涩

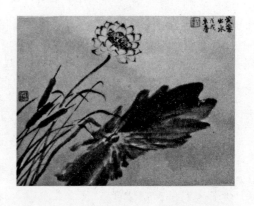

精；莲蒂能清暑利尿，莲梗能通气、宽胸；莲子可清心、益肺、补脾、滋肾……

以莲花为主题，古今有很多不朽之作。如北宋哲学家周敦颐特别喜爱莲花，晚年在庐山莲花峰下设濂溪书院讲学，曾写下《爱莲说》，《爱莲说》中的"出淤泥而不染，濯清涟而不妖"，是形容莲之高雅纯洁之美，也比喻有志之士虽身处污浊环境之中却不受污染的高尚品德。

"芙蓉出水"要求插步下蹲成盘根步，犹如莲花之根洁丽盘曲，喜水而不被淤泥污染；身体直起，两掌根相靠上托，宛若莲花之中通外直，爱洁而清新吐秀。

2. 动作说明

动作一：接上式。身体重心移于右脚，右腿稍屈，左脚跟提起，左腿内侧与右小腿相靠；同时，两掌背相靠于腹前，掌指朝下；眼平视前方（图2-63）。继而，左脚向左开步，两脚间距稍宽于肩，随之重心移至两脚之间，两腿伸直；同时，两掌体前上提至与胸同高，紧接着，腕掌骨、第一指骨、第二指骨、第三指骨依次卷屈，顺势弹甲（指甲）变掌，再分别向左右分开达于体侧，掌高与肩平，两臂自然伸直，掌心朝上，指尖朝外；眼平视前方（图2-64、图2-65）。

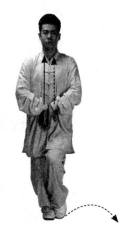

图2-63

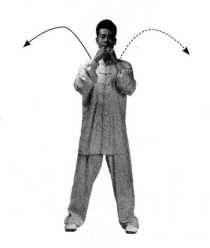

图2-64

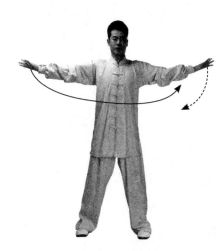

图2-65

动作二：身体重心移于左脚，身体左转；同时，左掌随左臂内旋屈肘握拳稍下落，拳心朝下；右掌随右臂内旋握拳顺势平摆至身体左前方，拳心朝下；眼看右拳（图2-66）。继而，右脚向左脚左后方插步下蹲成盘根步；同时，左拳下落于左胯旁，左臂成弧形，翘腕使拳眼朝后，拳距离胯约30厘米；右拳随身体右转和右臂内旋回屈收于右肩前，翘腕使拳心朝前，拳离胸约30厘米；眼向左平视（图2-67）。

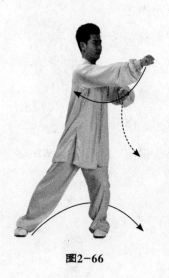

图2-66

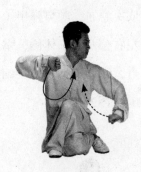

图2-67

动作三：两拳变掌，右臂下沉、左臂上伸使两掌根相靠上托于胸前呈莲荷开放状；眼兼视双掌（图2-68）。继而，右脚向右开步回到原位，两腿逐渐伸直；同时，两掌继续向上顺势托起，两臂自然伸直；眼看双掌（图2-69）。

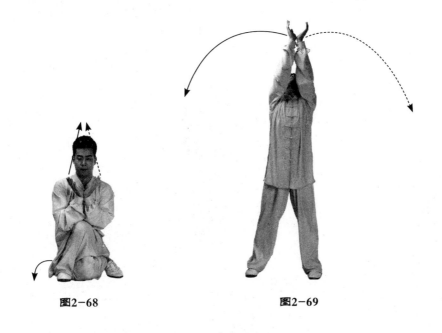

图2-68

图2-69

动作四：身体重心移于右脚，右腿稍屈，左脚向右脚并拢，两腿由屈逐渐伸直；同时，两掌分别向左右下落垂于体侧；眼平视前方（图2-70、图2-71）。

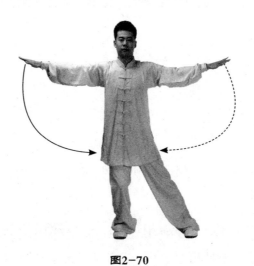

图2-70

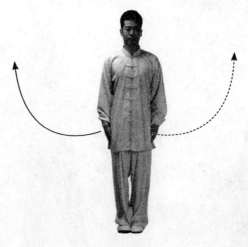

图2-71

动作五至动作八同动作一至动作四，唯左右方向相反。

3. 呼吸方法

动作一、三、五、七吸气；动作二、四、六、八呼气。

4. 意念活动

意守太渊。

5. 技术要点

（1）动作一卷指、弹甲（指甲）时，肩、肘、腕、指等各部动作要连贯不滞、儒雅大方。

（2）动作二两腿下蹲成盘根步时，两臂一侧屈于胯旁，一侧挽回肩前，宜上下一致、手足相顾，既如莲藕茎盘地下，又似芙蓉（荷莲）飘摇飞舞、轻松自如。

（3）动作三身体直起，两掌根相靠上托，有着在阵阵微风中摇曳的荷花从清池中浮起的意蕴。

（4）动作四左脚并步时，需百会上领、沉肩坠肘、手臂自然垂于体侧。

6. 易犯错误与纠正方法

（1）盘根步下蹲时，两臂内旋不充分，前方拳过高，侧方拳过近。两臂需充分内旋，屈肘翘腕，前方拳拳眼向下、与肩同高、离胸约30厘米，侧方拳拳眼向后、与胯同高、距胯约30厘米。

（2）侧后方插步位置不当，盘根步不稳。以右盘根步为例，右脚向左脚左后方插步，右脚尖距左脚跟前后约半脚，左右约一脚。下蹲时，大腿紧贴，左脚全脚着地，右脚脚掌小脚趾侧着地，臀部坐于两脚之间。

（3）两掌上托时，掌根未相靠。要注意保持掌根相靠，十指撑开，翘腕外撑呈莲花状。

7. 功理与作用

（1）通过旋臂、弹甲，可疏通手三阴、手三阳经脉，有助于强心益肺、润肠化结、调理三焦等。

（2）插步盘根动作，有助于疏通足三阴、足三阳经脉，具有和胃健脾、舒肝利胆、固肾壮腰的作用。

（3）此势为全身性运动，有助于提高五脏六腑机能、肢体协调配合能力。

第八式　金鸡报晓

1. 名称解诂

诗云："鸡鸣天下晓，燕贺人间春。"鸡，即锦鸡，雄鸡。雄鸡有五德：头顶红冠，文也；脚踩斗距，武也；见敌能斗，勇也；找到食物能召唤其他鸡来吃，仁也；守信按时报告时辰，信也。雄鸡鸡冠高耸、火红，

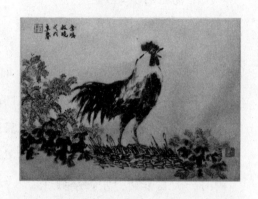

常被人们视为具有高尚美德的吉祥物。明朝诗人唐寅在《画鸡》一诗中言："头上红冠不用裁，满身雪白走将来。平生不敢轻言语，一叫千门万户开。"

该势因一腿稳健独立，另一腿飘洒后伸，同时，两手成勾手提腕上举之雄姿，恰似"金鸡报晓"，故得名。

2. 动作说明

动作一：接上式。百会上顶，两腿伸直，脚跟提起；同时，两掌逐渐变勾手从体侧分别向上摆起，两臂自然伸直，两腕约与肩平；眼看左勾手（图2-72、图2-72附）。

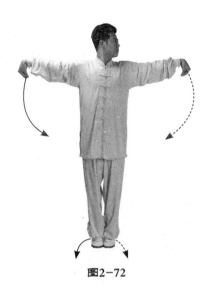
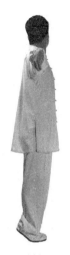

图2-72　　　　　　　　图2-72附

动作二：脚跟落地，两
腿屈膝下蹲，两膝相靠；同
时，两勾手变掌随沉肘弧
形下按于体侧，两臂自然伸
直，掌心朝下，指尖朝外；
眼平视前方（图2-73）。

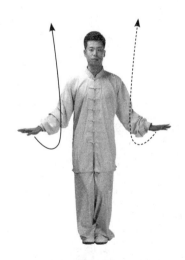

图2-73

动作三：右腿伸直，左腿屈膝后伸，脚面绷平，脚底朝上或斜朝上；同时，两掌随两臂内旋向内划弧至腹前时变成勾手，直臂向前、向上提至头的上方，勾尖朝下，身体成反弓形；眼平视前方（图2-74、图2-74附）。

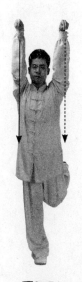 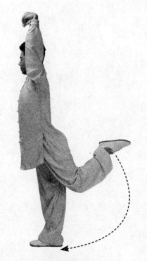

图2-74   图2-74附

动作四：左脚下落与右脚并拢，随之两腿半蹲；同时，两勾手变掌下按于身前，掌心朝下，指尖朝前；眼平视前方（图2-75）。

动作五至七同动作一至动作三，唯左右方向相反。

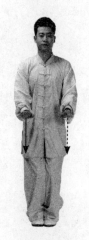

图2-75

动作八：右脚下落与左脚并拢，随之两腿半蹲；继而，两腿由屈逐渐伸直；同时，两掌下落垂于体侧成并步站立；眼平视前方（图2-76）。

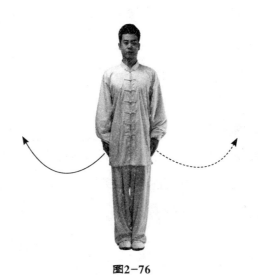

图2-76

3. 呼吸方法

动作一、三、五、七吸气，动作二、四、六、八呼气。

4. 意念活动

意守丹田。

5. 技术要点

（1）两勾手屈腕侧摆和屈腕上提时，手指指腹捏拢成勾（手之六井穴相会），屈腕。

（2）成独立势时，百会虚领顶劲，支撑脚五趾抓地，眼看远方，保持平衡。

（3）吸气时提肛收腹，呼气时松肛松腹。

（4）年老体弱者可两脚并步做动作，不成独立势。

6.易犯错误与纠正方法

（1）独立勾手前上举时，身体前倾。要注意百会需始终保持虚领顶劲，将身体重心稳定在支撑腿上，眼平视前方而不左顾右盼。

（2）独立勾手前上举时，支撑腿膝关节弯曲，后抬腿脚心朝后。保持支撑腿重心平稳，自然伸直；后抬腿膝关节在支撑腿侧后方，弯曲约90°，脚面绷平，使脚心朝上或斜朝上。

7.功理与作用

（1）脚跟拔起，压迫涌泉，有助于激发、启动足少阴肾经，滋阴补肾。

（2）手成勾上摆，变掌下按，有助于疏通手三阴、手三阳之原穴，通经活络、颐养心肺、疏导三焦。

（3）独立勾手上举、一腿支撑一腿屈膝后伸的动作练习，有助于提高人体平衡能力和腰背肌肉力量。

第九式　平沙落雁

1. 名称解诂

雁，鸟纲，鸭科，大型游禽，大小、外形似家鹅，嘴宽而厚，雌雄羽毛相似，以淡灰色、褐色为主，并布有斑纹。雁是典型的候鸟，每年秋分后南飞，次年春分北返。由于鸿雁归返极为准时，春分、秋分的一来一往，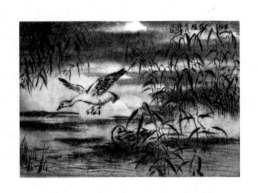便成了春秋的标志。传说雁可给人捎带书信，故雁常象征使者。

雁飞成行，止成列，长幼有序，不相逾越，故常作为晚辈初次见长辈的见面礼（以雁为贽）。

诗云："群雁腾飞志凌云，志朝嵩峻景长春；突然雁首往下落，营救失群幼雁孙。"该势"平沙落雁"是指群雁之首帮助掉队的小雁及时赶上队伍，一起顺利地抵达目的地，以此表示老爱小、首领关心队友的友爱深情。

2. 动作说明

动作一：接上式。两掌以腕关节顶端领先分别向两侧弧形摆至与肩平，两臂自然伸直，掌心朝下，指尖朝外；同时，转头、眼看右掌

（图2-77）。继而，身体重心移到右脚，左脚向右脚右后方插步；同时，两掌随两臂分别屈肘下沉弧形回收，掌高与肩平，掌心朝下；眼看右掌（图2-78）。

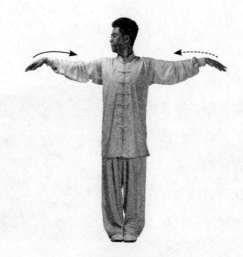

图2-77

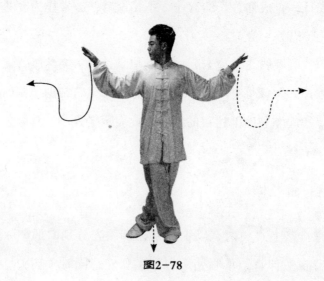

图2-78

动作二：两腿下蹲成盘根步；同时，两掌随两臂分别伸肘、坐腕弧形侧推至两臂自然伸直，手腕约与肩平，掌心朝外，指尖朝上；眼看右掌（图2-79）。

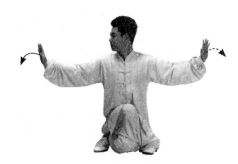

图2-79

动作三：两腿缓慢伸直，舒胸展体（左脚仍插步于右脚后）；同时，两掌先分别向两侧伸出，两臂自然伸直，掌心朝下，继而随两臂分别屈肘下沉弧形回收，掌高与肩平，掌心朝下；眼看右掌（图2-80）。

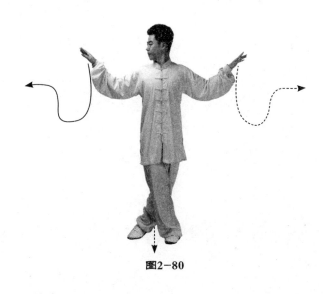

图2-80

动作四：两腿下蹲成盘
根步；同时，两掌随两臂伸
肘分别坐腕弧形侧推，两臂
自然伸直，手腕约与肩平，
掌心朝外，掌指朝上；眼看
右掌（图2-81）。

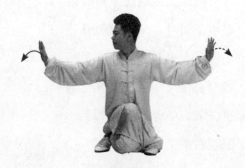

图2-81

动作五：两腿稍起，左脚跟仍提起；同时，两手稍侧伸上移摆至与
肩平，两臂自然伸直，掌心朝下；眼看右掌（图2-82）。

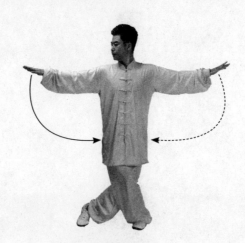

图2-82

动作六：左脚向右脚并拢，两腿由屈逐渐伸直；同时，两掌垂于体侧成并步站立；头转正，目视正前方（图2-83）。

重复动作一至动作六一遍，唯左右方向相反。

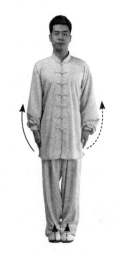

图2-83

3. 呼吸方法

动作一、三、五吸气，动作二、四、六呼气。

4. 意念活动

意守劳宫。

5. 技术要点

（1）做动作二时，两腿要内侧相靠下蹲成盘根步（臀部落于两脚之间），两掌侧推的用力顺序为沉肩坠肘、坐腕立掌、弧形侧推、伸肘顺项。

（2）做动作三时，微起身与推掌（由掌根、掌心、掌指到指尖）外伸同步，继续起身与屈肘、手腕弧形回收至掌高与肩平同步。

（3）吸气时提肛收腹，呼气时松肛松腹。

（4）年老体弱多病者，可将动作难度降低，盘根步可做成歇步。如歇步也做不成，可以两脚并步做两腿之屈伸动作。

6. 易犯错误与纠正方法

（1）侧后方插步位置不当，盘根步不稳。以右盘根步为例，右脚向左脚左后方插步，右脚尖距左脚跟前后约半脚，左右约一脚。下蹲时，大腿紧贴，左脚全脚着地，右脚脚掌小脚趾侧着地，臀部坐于两脚之间。

（2）两臂侧平举，两掌坐腕侧推时，两臂未与肩平。两臂侧平举，两掌坐腕侧推，左（右）转头时，使左右两臂保持与肩水平。

7. 功理与作用

（1）意守劳宫，有助于畅通手厥阴心包经，改善心脏功能。

（2）两腿下蹲盘根屈伸的动作，有助于畅通足三阴、足三阳经脉，改善脾、胃、肝、胆、膀胱、肾等脏腑机能。

第十式　云端白鹤

1. 名称解诂

云端，即云霄，指高高的云。

鹤，为长寿仙禽，被称为"一品鸟"。《淮南子》记载："鹤寿千岁，以极其游。"《相鹤经》云："鹤行规步矩，俨然君子；不淫不欲，纯洁受胎；鸣声嘹亮，堪比才俊。"《花镜》曰："鹤，一名仙鸟，羽族之长也。有白，有黄，有玄，亦有灰苍色者，但世所崇尚者皆白鹤。"故古人常将白鹤比作具有高尚品德的贤能之士。诗云："仙鹤千年寿，苍松万古春。"人们常把鹤与松树画在一起，比喻"松鹤延年""鹤寿松龄"；鹤与鹿、梧桐画在一起，表示"六合同春"等。

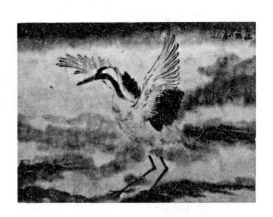

此势中的"两手头上抖腕亮掌"，动作洒脱自如，风韵轻飘徐缓，犹如云端白鹤翱翔长空、搏击云天，故得名。

2. 动作说明

动作一：接上式。两腿伸直，脚趾上翘；同时，两合谷随两臂内旋沿体侧向上摩运至大包穴附近；眼平视前方（图2-84）。继而，两掌随两臂外旋以合谷为轴旋转使掌指朝后；眼平视前方（图2-85）。

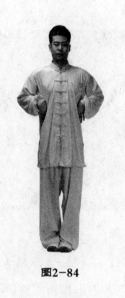

图2-84

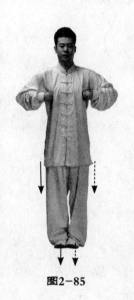

图2-85

动作二：脚趾抓地，两腿微屈，其内侧相靠；同时，两掌背挤压大包穴，继而靠叠于胸前，掌指朝里；眼平视前方（图2-86）。随后，两腿继续下蹲；同时，两掌叠腕、卷指分别随两臂摆至侧平举，两臂自然伸直，高与肩平，掌心朝前，指尖朝外；眼平视前方（图2-87）。

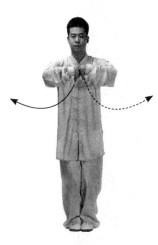

图2-86

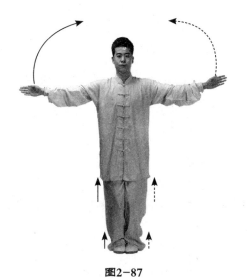

图2-87

动作三：两腿伸直，脚跟提起；同时，两掌随两臂内旋分别摆至头的左右前上方，抖腕亮掌，两臂成弧形；眼平视前方（图2-88）。

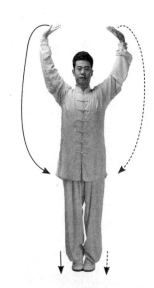

图2-88

动作四：脚跟落地；同时，两掌分别从两侧下落垂于体侧成并步站立势；眼平视前方（图2-89）。

动作五至动作八同动作一至动作四。

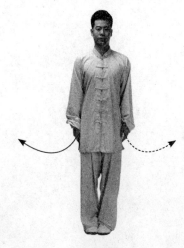

图2-89

3. 呼吸方法

动作一、三、五、七吸气，动作二、四、六、八呼气。

4. 意念活动

意守丹田。

5. 技术要点

（1）做动作一脚趾上翘、合谷摩运胁肋部时，宜舒胸直背，百会上领。

（2）做动作二两腿下蹲时，大腿内侧相靠；两掌左右分摆时，从左右两腕相靠开始，掌指依次卷屈，做到"四折"连绵不断。

（3）做动作三时，两手中指端中冲穴与肩髃穴上下基本对齐。

（4）做动作四时，百会上领，沉肩坠肘带手下落，气沉丹田。

（5）吸气时提肛收腹，呼气时松肛松腹。

6. 易犯错误与纠正方法

（1）吸气提腕合谷向上摩运时，未翘脚趾。注意吸气提腕，合谷向上摩运时，脚趾同步上翘，但脚掌不离地。

（2）叠腕、卷指分掌时，身体前倾，两膝未相靠。保持两膝相靠状态下屈膝蹲坐；百会须注意上领，头正颈直，背有靠意，使上体中正安舒。

（3）抖腕亮掌时，直臂翘腕，手臂举在前上方，同时要注意百会上领，脚跟提起，肘、腕微屈，两臂成弧形，中指尖垂线落于肩髃穴。

7. 功理与作用

（1）脚趾上翘，可压迫足少阴肾经之井穴涌泉，有助于激发和启动其经脉，起到滋阴补肾的作用。

（2）合谷捻大包，既有助于润肠化结，也有助于和胃健脾。

（3）两手头上抖腕亮掌，有助于通调三焦、疏通水道。

第十一式　凤凰来仪

1. 名称解诂

凤凰，古代传说中的一种瑞鸟，为"四灵"龙、凤、龟、麟之一，百禽之王。《山海经》云："五采而文（纹），名曰凤凰，首文（纹）曰德，翼文（纹）曰礼，背文（纹）曰义，膺（胸）文（纹）曰仁，腹文（纹）曰信。是鸟也，饮食自然，自歌自舞，见则天下安宁。"《孟子》曰："凤凰之于飞鸟。"《史记》说："凤凰不与燕雀为群。"《尔雅·释鸟》

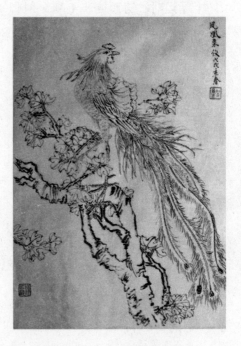

郭璞注：凤"鸡头、蛇颈燕颔、龟背、鱼尾、五彩色，高六尺许"。

"丹凤朝阳迎旭日，金龙绕室庆吉祥。"此势"凤凰来仪"，其意谓凤凰飞舞而有容仪，古代相传以为瑞应。《尚书·益稷》："箫韶九成，凤凰来仪。"明代王世贞有诗云："飞来五色鸟，自名为凤凰，千秋不一见，见者国祚昌。"祚有赐福、保佑之意。

2.动作说明

动作一：接上式。两腿伸直，身体左转45°；同时，两掌随两臂先内旋、后外旋分别由两侧前摆至与肩平，两臂自然前伸，两掌之间的距离与肩同宽，掌心朝上；眼平视左前方（图2-90、图2-91）。

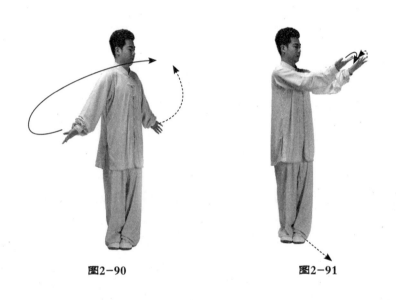

图2-90   图2-91

动作二：身体重心移至右脚，右腿半蹲，左脚向左前方上步成虚步，继而，重心前移至左脚，右脚跟提起，两腿伸直；同时，两掌随两臂内旋逐渐变成勾手分别向身后勾挂，两臂伸直，勾尖朝上；眼平视左前方（图2-92、图2-93）。

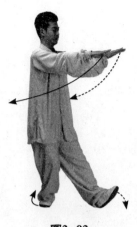

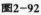

图2-92

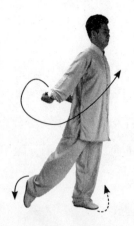

图2-93

动作三：身体重心后移，右脚跟落下，左脚尖翘起，身体转正；同时，两勾手变掌经腰侧交叉于胸前，左掌在内，掌心朝里；眼兼视两掌（图2-94）。继而，两掌随两臂内旋经面前分别向两侧分开，两臂自然伸直，手腕高约与肩平，掌心朝外，指尖朝上；眼平视前方（图2-95）。

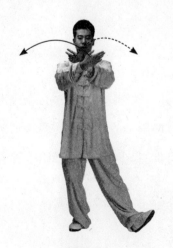

图2-94

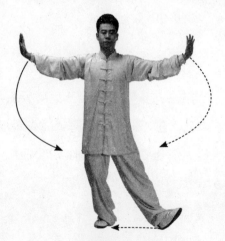

图2-95

动作四：左脚向右脚并拢，两腿由屈逐渐伸直；同时，两掌从两侧下落垂于体侧成并步站立；眼平视前方（图2-96）。

动作五至动作八同动作一至动作四，唯左右方向相反。

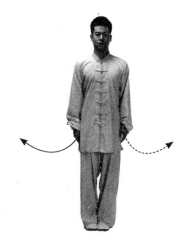

图2-96

3. 呼吸方法

动作一、三、五、七吸气，动作二、四、六、八呼气。

4. 意念活动

意守丹田。

5. 技术要点

（1）做动作一时，要百会上领，身体中正，以腰脊之转动带动两臂侧分、前摆。

（2）做动作二由虚步变成前腿落地、后脚跟提起的动作时，动作要连贯圆活，两勾手的屈腕宜短暂并稍用力。

（3）做动作三两勾手变掌经腰侧交叉于胸前时，随着身体重心后移，勾手变掌经腰侧胸前交叉，继而身体转正，两掌随两臂内旋经面前分别向两侧分开。

（4）做动作四左脚向右脚并拢时，宜百会上领带动整个身躯直起。

（5）吸气时提肛收腹，呼气时松肛松腹。

6. 易犯错误与纠正方法

（1）上步时未绷脚，落地时未翘脚。上步时要先降低身体重心，迈出脚脚尖贴地绷脚前伸；到位落地时，脚尖上翘，脚跟落地。

（2）上步勾手，手型不正确，勾尖未向上。此勾手手型为两商（少商与商阳）相接勾（与老骥伏枥勾手手型相同），向身后勾挂时，要挺身顶悬，直臂屈腕，勾尖向上，同时两肩后展夹脊。

7. 功理与作用

（1）转身旋臂，有助于畅通任督及手三阴、手三阳经脉。

（2）屈腕成勾手对手三阴、三阳经之井穴、原穴产生良性刺激，有助于改善心、肺及大小肠等脏腑机能。

（3）脚趾上翘，对足三阴、三阳经之井穴、原穴产生良性刺激，有助于提高肝、胆、脾、胃、膀胱、肾等脏腑机能。

健身气功·导引养生功十二法

第十二式　气息归元

1. 名称解诂

《黄帝内经》指出："阴精所奉其人寿，阳精所降其人妖。"从这个意义出发，练功时既要重视阳气的采集，也要重视阴气的收集。正如古代养生家所说，人体欲达祛病强身，除吸取日精天阳之气外，还应注意接受地阴之气，所谓"赤脚大仙"就是典型一例。

人的一生中，阴气极易耗散，阴常不足，阳常有余。故温病学家吴鞠通指出："存得一分阴液，便得一分生理。"王冰认为："壮水之主，以制阳光。"习练健身气功·导引养生功十二法，应注意使阴阳之气调和。晨曦初露之时，是空气中负离子浓度最高的时候，也是自然环境和人体阳气共同生发的大好时机，此时练功利于身心内外阴阳之气的协调，对促进身心健康具有良好作用。

2. 动作说明

动作一：接上式。两臂内旋，两掌随两臂分别向两侧摆起，手臂与身体的夹角约60°，掌心朝后，两臂自然伸直；紧接着，两臂外旋转掌心朝前；眼平视前方（图2-97、图2-98）。

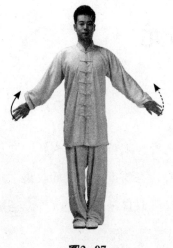

图2-97

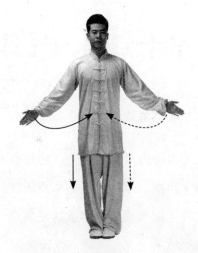

图2-98

动作二：两腿屈膝下蹲，大小腿之间的夹角约为60°；同时，两掌内收回抱于小腹前，掌指相对；眼平视前方（图2-99）。

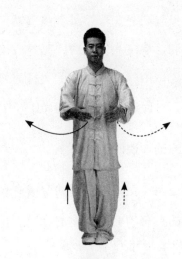

图2-99

116

动作三：两腿伸直；同时，两掌随两臂先内旋后外旋分别摆至体侧，掌心由朝后转为朝前，手臂与上体之夹角约为60°，两臂自然伸直；眼平视前方（图2-100、图2-101）。

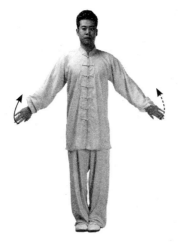

图2-100

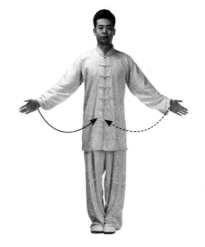

图2-101

动作四：同动作二。

动作五：同动作三。

动作六：两腿自然伸直；同时，两掌内收回抱叠于关元，男性左手在里，女性右手在里；眼平视前方（图2-102）。

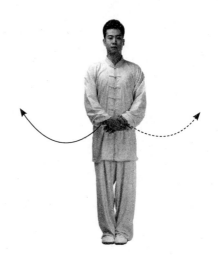

图2-102

3. 呼吸方法

动作一、三、五吸气，动作二、四、六呼气。

4. 意念活动

意守采气归于关元。

5. 技术要点

（1）两腿由屈向上伸时，百会上领，带动整个身体缓慢伸直；两腿屈膝下蹲时，百会仍有上领之意，气沉丹田，缓慢屈膝下蹲，保持上体中正。

（2）两掌内收回抱腹前时，注意气路由宽变窄，促使气流加速。

（3）吸气时提肛收腹，呼气时松肛松腹。

6. 易犯错误与纠正方法

（1）两掌内收回抱时，以手领肘，关门采气。两掌内收回抱时，注意是以肘领手，肘先合至比肩微宽，再合小臂和手，使气路由宽变窄，气流逐渐加速，意在采日月之精华收入关元。

（2）两掌内收回抱时，手的位置高过肚脐。两掌内收回抱的高度，是与脐下关元穴同高。

7. 功理与作用

（1）关元位于任脉上，为丹田的一个穴，是足三阴经与任脉的交会穴，又是小肠的募穴，中医称为"全身性强壮穴"之一。通过以意引气归关元，有助于壮中气、补元气，滋养脏腑，平调阴阳。

（2）将练功之气导引归元入丹田，具有和气血、通经脉、强脏腑、培元气的作用。

收势

1. 名称解诂

收势，即收功，表示一套功法已经全部练完，是调整身心功能状态的一个关键环节。就像农民种粮食一样，在收成之时，要将粮食收回粮仓，不可误了时机，让成果荒废田中。练功亦是如此，要将一次练功的成果收归相应的"位置"，达到"保存"练功成果的效果，避免出现"练功不收功，到老一场空"的窘境。本功法的收势动作，一是促使流注身体各部位的气血得到进一步调和，强化引气归元效果，起到颗粒归仓的作用。二是让习练者从练功状态逐渐恢复到正常状态。收势动作看似简单，实际非常重要，切忌只耕耘不收获。

2. 动作说明

动作一：接上式。两腿自然伸直，两掌随两臂先内旋后外旋分别摆至体侧，掌心由朝后转为朝前，手臂与上体之夹角约为60°，两臂自然伸直；眼平视前方（图2-103、图2-104）。

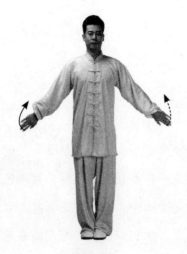

图2-103

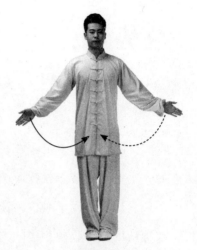

图2-104

动作二：两掌内收回抱
叠于关元，男性左手在里，
女性右手在里；眼平视前方
（图2-105）。

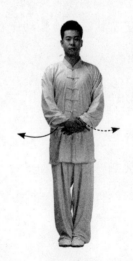

图2-105

动作三：做"赤龙（舌）搅海"。唇轻合，上下齿分开，舌头在牙齿内由右、上、左、下转三圈，再由左、上、右、下转三圈。产生的唾液（琼浆玉液）分三口咽下。

动作四：两掌垂于体侧，目视前方（图2-106）。

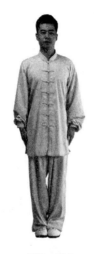

图2-106

3. 呼吸方法

动作一吸气，动作二呼气，动作三、四自然呼吸。

4. 意念活动

做动作二时，意守关元；做动作三时，意守金津玉液。

5. 技术要点

（1）呼吸平缓，心身放松，体态安详。

（2）吞津咽液时，宜汩汩有声。

（3）赤龙（舌）搅海时，舌头转动的幅度和速度应适中。

（4）吸气时提肛收腹，呼气时松肛松腹。

6. 易犯错误与纠正方法

收功草率。要从思想上认识到收功的重要性，按照收势动作和要求完成。

7. 功理与作用

（1）进一步巩固引气归元的练功效果，并逐步恢复到日常状态。

（2）"赤龙（舌）搅海"可促进唾液（金津玉液）的分泌，分三口咽下，有助于消化、提高免疫力、激活抗菌细胞活力、改善糖代谢等。

二、健身气功·导引养生功十二法（坐势）

预备势

1. 动作说明

动作一：正身端坐，双脚并步平踏于地；两掌放于膝上（劳宫穴对准伏兔穴）；头正颈直，下颌微收，两唇轻合，含胸拔背，沉肩坠肘，腰部竖直，臀部坐稳，屈膝约90°。继而，左脚向左开步，右脚向右开步，与肩同宽，脚尖朝前。眼平视前方。（图2-107、图2-108）

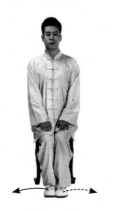

图2-107

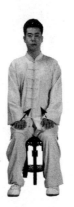

图2-108

动作二：两手叠于丹田，男女均左手在里。（图2-109）

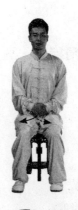

图2-109

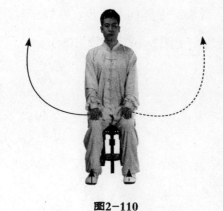

图2-110

动作三：口诀默念毕，将两手落于伏兔穴之上；眼平视前方。（图2-110）

2. 呼吸方法

（1）初练时，宜采用自然呼吸。

（2）随着练功水平的提高，可采用逆腹式呼吸。

3. 意念活动

（1）做动作一时，意想动作规格。

（2）做动作二时，意在丹田。

（3）做动作三时，默念练功口诀：

> 夜阑人静万虑抛，意守丹田封七窍。
>
> 呼吸徐缓搭鹊桥，身轻如燕飘云霄。

4. 技术要点

（1）保持虚领顶劲、头正颈直、眉宇放松、齿唇轻合、舌抵上腭、沉肩坠肘、含胸拔背、松腰敛臀，确保立身中正、周身放松。

（2）目视前方要精神内敛，神不外驰。

（3）默念练功口诀要做到轻柔圆匀，意发于心，察之于体。

5. 功理与作用

（1）端正身型，调匀呼吸，宁神静气，启动气机，使习练者进入练功状态。

（2）默念口诀能通过暗示等作用，收到集中精神、调节情志、安定心神、消除杂念等良效。

（3）具有调和气血、涵养五脏、调节阴阳、培育元气的作用。

第一式　乾元启运

1.动作说明

动作一：接上式。脚趾上翘；两掌随两臂内旋分别向左右侧摆至与肩平，掌心朝后，指尖朝外，两臂自然伸直；眼看左掌（图2-111）。继而，两掌随两臂外旋使掌心朝下、向体前平摆至两掌间距与肩同宽，两臂自然伸直；眼兼视两掌（图2-112）。

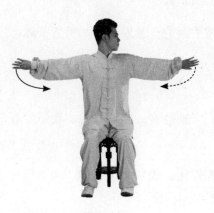

图2-111

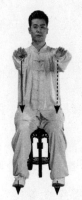

图2-112

动作二：脚趾抓地；两掌随两肘下沉落于伏兔穴之上成正身端坐势；眼平视前方（图2-113）。

动作三：脚趾上翘；两掌随两臂内旋分别向左右摆至与肩平，掌心朝后，两臂自然伸直；眼看右掌（图2-114）。继而，两掌随两臂外旋使掌心朝下、向体前平摆至两掌间距与肩同宽，两臂自然伸直；眼兼视两掌（图2-115）。

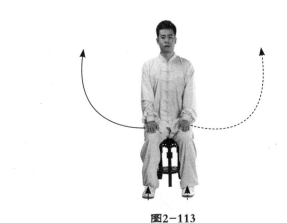

图2-113

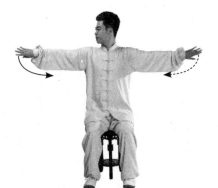

图2-114

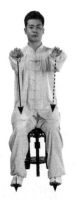

图2-115

动作四：脚趾抓地；两掌随两肘下沉落于伏兔穴之上成正身端坐势；眼平视前方（图2-116）。

动作五至动作八同动作一至动作四，唯左右方向相反。

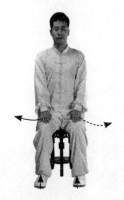

图2-116

2.呼吸方法

动作一、三、五、七吸气，动作二、四、六、八呼气。

3.意念活动

意守丹田（指关元）。

4.技术要点

（1）动作一、动作三两臂内旋、两掌分别从左右体侧上摆时拇指需稍用力，以利于臂的旋转。

（2）吸气时，提肛收腹，脚趾上翘；呼气时，松肛松腹，脚趾抓地。

5.功理与作用

（1）有助于畅通手太阴肺经和手阳明大肠经，对伤风感冒、支气管炎等呼吸系统疾病有一定的防治作用。

（2）意守丹田，既便于排除杂念，净化大脑，又有助于补中益气，扶正培本，增强体质，提高身体抵抗力。

（3）吸气翘脚压迫涌泉以补肾，呼气抓地刺激脾胃经之井穴（隐白穴、厉兑穴）以补脾。

第二式　双鱼悬阁

1. 动作说明

动作一：接上式。脚趾上翘；身体左转约45°；同时，两掌随两臂内旋分别向左右摆起60°，两臂伸直，掌约与髋同高，掌心朝后；眼平视左前方（图2-117）。随后，脚趾抓地；同时，身体右转，左掌随左臂外旋收于右小腹前，掌心朝上；右掌内收弧形上摆落于左腕之上，无名指指腹置于太渊呈切脉状；眼之余光看手（图2-118）。

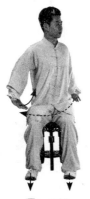

图2-117

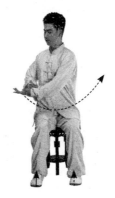

图2-118

动作二：脚趾上翘；身体左转；同时，两手呈切脉状顺势由身体右前方弧形平摆至左前方，左臂自然伸直，左掌心朝上；眼兼视两掌（图2-119）。继而，脚趾抓地；同时，身体向右转正；左臂内旋，右臂外旋，右掌指随之捻转太渊穴后，与左掌相叠于胸前，两掌心相合，劳宫对劳宫，左掌心朝外，掌距胸部约20厘米；眼之余光看双掌（图2-120）。

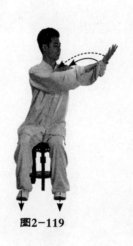

图2-119

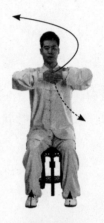

图2-120

动作三：脚趾上翘；两掌稍横向对摩，继而，左掌随左臂内旋下按于左胯旁，离胯约20厘米，左臂成弧形，左掌指朝右；右掌随右臂内旋上架于头右前上方，右臂成弧形，右掌指朝左；眼向左平视（图2-121）。

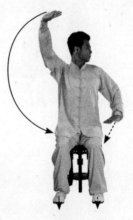

图2-121

动作四：脚趾抓地；右掌随
右臂沉肘与左掌一起分别垂于体
侧；眼平视前方（图2-122）。

动作五至动作八同动作一至
动作四，唯左右方向相反。

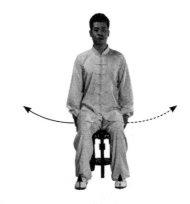

图2-122

2. 呼吸方法

（1）动作一、动作二身体左转时和动作五、动作六身体右转时吸
气，动作一、动作二身体右转时和动作五、动作六身体左转时呼气。

（2）动作三、七吸气，动作四、八呼气。

3. 意念活动

意守丹田。

4. 技术要点

（1）动作二身体旋转时要以腰为轴带动两掌。

（2）切脉时，无名指、中指、食指分别用指腹置于寸、关、尺
部位（寸、关、尺指寸口脉分三部的名称。以桡骨茎突处为关部，关
前为寸，关后为尺）。

（3）吸气时，提肛收腹，脚趾上翘；呼气时，松肛松腹，脚趾抓地。

（4）呼吸自然，动作连贯，上下肢协调一致。

5. 功理与作用

（1）两臂反复旋臂拉伸，可刺激手太阴肺经、手阳明大肠经等经脉，有助于提高肺功能、缓解咳喘等呼吸系统疾病。

（2）腰部左右转动带臂运动，能刺激肠胃的蠕动和调动经络之气，有助于提高脾胃功能，改善消化不良、胃脘痛等消化系统疾病。

（3）吸气翘脚压迫涌泉以补肾，呼气抓地刺激脾胃经之井穴（隐白、厉兑）以补脾。

第三式　老骥伏枥

1. 动作说明

动作一：接上式。脚趾上翘；两掌随两臂外旋前摆至与肩平，掌心朝上，指尖朝前，两掌间距与肩同宽；眼看两掌（图2-123）。继而，脚趾抓地；同时，两手逐渐握拳随两臂屈肘收于胸前，肘尖下垂，两前臂相靠贴身，拳高与下颌齐平；眼平视前方（图2-124）。

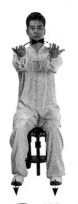

图2-123

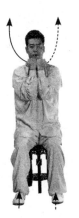

图2-124

动作二：脚趾上翘；两拳变掌随两臂内旋向前上方伸出，掌心朝前，指尖向上，两臂自然伸直，两掌间距稍宽于肩；眼平视前方（图2-125）。继而，脚趾抓地；同时，两掌逐渐成勾手（少商与商阳相接）分别从体侧向身后勾挂，勾尖朝上，两臂伸直；眼向左平视（图2-126）。

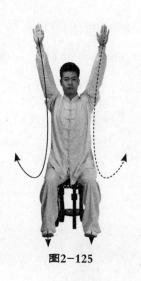
图2-125

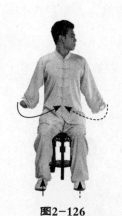
图2-126

动作三：脚趾上翘；两勾手变掌随两臂内旋在腹前使掌背相靠，掌指朝下；眼平视前方（图2-127）。继而，两掌背相靠上提依次卷指于面前弹甲（指甲）并向左右分开，两臂自然伸直，掌指朝上，手腕高与肩平；眼平视前方（图2-128～图2-130）。

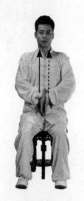
图2-127

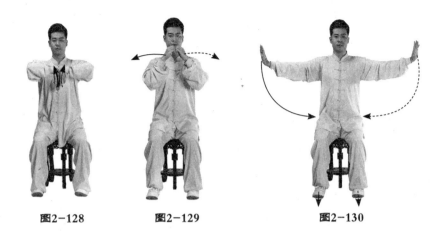

图2-128　　　　　　图2-129　　　　　　　　图2-130

动作四：脚趾抓地；两掌轻轻下落垂于体侧；眼平视前方（图2-131）。

动作五至动作七同动作一至动作三，唯左右方向相反。

动作八：两手握拳收于腰侧；眼平视前方；（图2-132）。

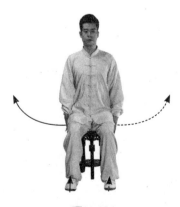

图2-131

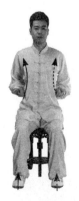

图2-132

2. 呼吸方法

（1）动作一、二、五、六吸气和呼气各一次。

（2）动作三、七吸气，动作四、八呼气。

3. 意念活动

意守太渊。

4. 技术要点

（1）握拳屈肘于胸前时，以中指端点抠劳宫。

（2）屈腕成勾手宜充分。

（3）吸气时，提肛收腹，脚趾上翘；呼气时，松肛松腹，脚趾抓地。

5. 功理与作用

（1）点抠劳宫有助于提高心功能，对高血压、冠心病亦有改善作用。

（2）屈腕成勾手和叠腕、卷指的动作，对肺经原穴太渊、心包经原穴大陵、心经原穴神门等有按摩作用，有强心益肺之效。

（3）吸气翘脚压迫涌泉以补肾，呼气抓地刺激脾胃经之井穴（隐白、厉兑）以补脾。

（4）补中气，壮元气，即扶植正气，强身健体。

第四式 纪昌贯虱

1.动作说明

动作一：接上式。脚趾上翘；
两拳变掌坐腕前推，两臂自然伸
直，手腕约与肩齐平，两掌间距与
肩同宽，掌心朝前，指尖朝上；眼
看两掌（图2-133）。

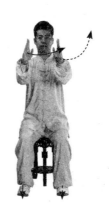

图2-133

动作二：脚趾抓地；两手先轻握拳（方拳）随身体左转平移至身
后，左臂放松，高与肩平；右臂弯曲，右拳置于左胸前；眼看左拳
（图2-134）。继而，身体继续左转；左臂伸直，右拳拉至右胸前，两
拳紧握，手抠劳宫；舒胸直背；眼看左拳（图2-135）。

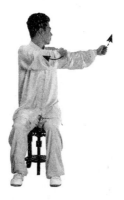

图2-134

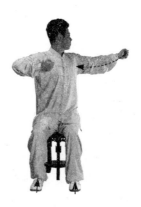

图2-135

动作三：脚趾上翘；两拳变掌随两臂内旋顺势平移至身前，两臂伸直，高与肩平，掌心朝下，指尖向前；眼看两掌（图2-136）。

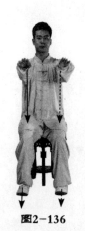

图2-136

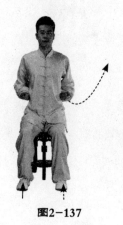

图2-137

动作四：脚趾抓地；两掌下落随之握拳收于腰侧，拳心朝上；眼平视前方（图2-137）。

动作五至动作八同动作一至动作四，唯左右方向相反。

重复动作一至动作八一遍，共做两遍。

2. 呼吸方法

动作一、三、五、七吸气，动作二、四、六、八呼气。

3. 意念活动

意守命门。

4. 技术要点

（1）做动作一两掌前推时，应起于根、顺于中、达于梢。

（2）做动作二身体左转时，虚领顶劲，身体中正。

（3）做动作四时，百会上领，沉肩垂肘带手下落，气沉丹田。

（4）吸气时，提肛收腹，脚趾上翘；呼气时，松肛松腹，脚趾抓地。

5. 功理与作用

（1）两手握拳时，瞬间点抠劳宫，有助于清心降火。

（2）拉弓射箭，有助于舒胸畅气、调和心肺。

（3）意守命门，有助于滋阴补肾、固肾壮腰。

第五式　躬身掸靴

1.动作说明

动作一：接上式。脚趾上翘；舒胸展体，身体左转45°；同时，左拳变掌随左臂内旋后伸；眼看左掌（图2-138）。动作不停，左掌随左臂外旋和身体右转顺势摆至身体右前上方，左臂伸直；眼看左掌（图2-139）。继而，左掌落于右肩前（拇指背和食指桡侧面贴右肩），屈肘翘指；眼之余光看左掌（图2-140）。

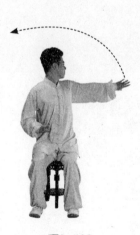　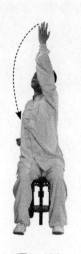　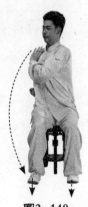

图2-138　　　　　　　图2-139　　　　　　　图2-140

动作二：脚趾抓地；上体向右前方侧倾；同时，左掌随左臂稍外旋沿右腰侧依次摩运下行，经大腿、小腿至右外踝处（指腹沿足太阳膀胱经，掌心沿足少阳胆经，掌根沿足阳明胃经）；稍抬头（图2-141）。继而，身体向左转正；同时，左掌随左臂内旋经脚面摩运至左脚外侧呈掸靴状，稍抬头；眼之余光看左掌（图2-142）。

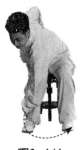

图2-141

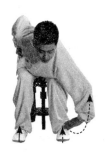

图2-142

动作三：脚趾上翘；左掌随左臂外旋握拳，并随上体稍起提至左膝关节处；稍抬头（图2-143）。

动作四：脚趾抓地；上体直起；同时，左拳收于腰侧，拳心朝上，中冲点抠劳宫；眼平视前方（图2-144）。

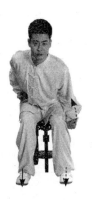

图2-143

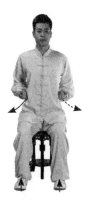

图2-144

动作五至动作八同动作一至动作四，唯左右方向相反。

重复动作一至动作八一遍，共做两遍。

2. 呼吸方法

动作一、三、五、七吸气，动作二、四、六、八呼气。

3. 意念活动

意守命门。

4. 技术要点

（1）动作一转身摆掌时，上体中正不歪斜，摆动臂伸直，动作舒展大方。初学者和疾患者宜因人而异，不宜强求一致。

（2）上体直起时，宜缓慢进行，速度均匀。

（3）吸气时，提肛收腹，脚趾上翘；呼气时，松肛松腹，脚趾抓地。

（4）高血压病患者练习此势时，定要将头抬起，或遵医嘱练习。

5. 功理与作用

（1）转体旋臂拔伸、下探，可充分活动肩关节，有助于防治肩周炎、上交叉综合征等。

（2）"督脉贯脊属肾""腰为肾之府""肾与膀胱相表里"，因此，身体前躬可刺激肾经、膀胱经、带脉、冲脉，增强腰部肌肉力量，从而达到滋养肾阴、温补肾阳、纳气归肾、固肾壮腰、健脑增智的作用。

第六式　犀牛望月

1. 动作说明

动作一：接上式。脚趾上翘；两拳变掌随两臂内旋下按后撑，掌心朝下，指尖朝前；眼平视前方（图2-145）。继而，两掌随两腕放松下伸，掌心朝后，指尖朝下；眼平视前方（图2-146）。

动作二：脚趾抓地；两掌随身体左转从体侧向上摆起至头的前侧上方抖腕亮掌，两臂成弧形，掌心朝前上方，指尖相对；眼看左后上方，呈望月状（图2-147）。

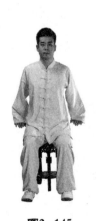

图2-145

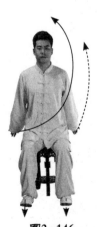

图2-146

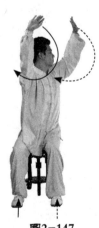

图2-147

第二章　健身气功·导引养生功十二法功法功理

143

动作三：脚趾上翘；身体向右转正；同时，两掌下沉随两臂外旋弧形摆至胸前，两臂自然伸直，掌心朝上，指尖朝前，两掌间距与肩同宽；眼兼视两掌（图2-148）。

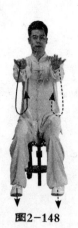

图2-148

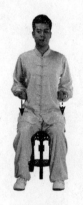

图2-149

动作四：脚趾抓地；两掌随两臂内旋下落垂于体侧后，继而握拳（方拳）收于腰侧，拳心朝上；眼平视前方（图2-149）。

动作五至动作八同动作一至动作四，唯左右方向相反。

重复动作一至动作八一遍，共做两遍。然后，两掌分别落于伏兔穴之上成正身端坐势；眼平视前方（图2-150）。

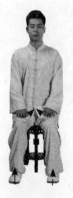

图2-150

2. 呼吸方法

动作一、三、五、七吸气，动作二、四、六、八呼气。

3. 意念活动

意守命门。

4. 技术要点

（1）动作二转腰举臂望月时，身体中正，掌根外撑两臂成弧形；转腰幅度宜大；年老体弱、腰痛患者宜因人而异。

（2）两掌握拳时，中冲瞬间点抠劳宫。

（3）两臂旋转幅度宜大，速度均匀，切勿端肩、忽快忽慢。

（4）吸气时，提肛收腹，脚趾上翘；呼气时，松肛松腹，脚趾抓地。

5. 功理与作用

（1）转颈旋腰等动作，有助于疏松颈部和腰背部的肌肉，松解其粘连，缓解肩、肘、腕、颈、背、腰等部位的疼痛。

（2）旋臂、撑臂等动作，可畅通手三阴、手三阳经脉，有助于强心益肺、通调三焦、润肠化结。

（3）意守命门，有助于滋阴补肾。

第七式　芙蓉出水

1.动作说明

动作一：接上式。脚趾上翘；同时，两掌背相靠于腹前，指尖朝下；眼平视前方（图2-151）。动作不停，两掌背相靠体前上提至与胸同高，紧接着，腕掌骨、第一指骨、第二指骨、第三指骨依次卷屈，顺势弹甲（指甲）变掌，再分别向左右分开达于体侧，掌高与肩平，两臂自然伸直，掌心朝上，指尖朝外；眼平视前方（图2-152～图2-154）。

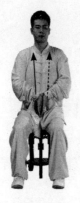

图2-151

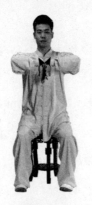

图2-152

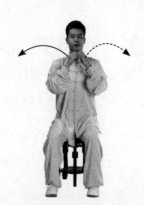

图2-153

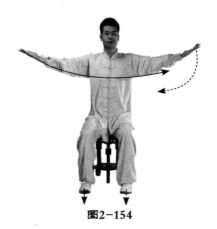

图2-154

动作二：脚趾抓地；左掌随身体左转、左臂内旋屈肘握拳稍下落，拳心朝下；右掌随右臂内旋握拳平摆至身体左前方，拳心朝下；眼看右拳（图2-155）。紧接着，身体向右转正；同时，左拳下落于左胯旁，左臂成弧形，翘腕使拳眼朝后，拳距离胯约30厘米；右拳顺势随右臂内旋收于右胸前，拳眼朝下，拳距胸约30厘米；眼向左平视（图2-156）。

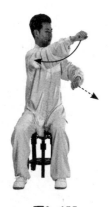

图2-155

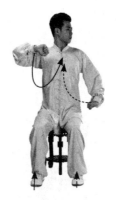

图2-156

动作三：脚趾上翘；两拳变掌，右臂下沉、左臂上伸使两掌根相靠上托于胸前呈莲荷开放状；眼兼视双掌（图2-157）。继而，两掌呈莲荷开放状顺势继续上托，两臂自然伸直；眼看双掌（图2-158）。

动作四：脚趾抓地；同时，两掌分别向左右下落垂于体侧，眼平视前方（图2-159）。

动作五至动作八同动作一至动作四，唯左右方向相反。做完后，两掌分别放于伏兔穴之上成正身端坐势；眼平视前方（图2-160）。

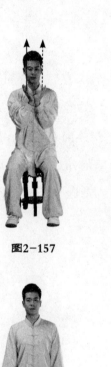

图2-157

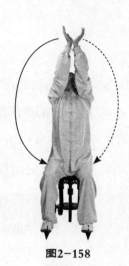

图2-158

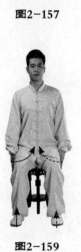
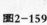

图2-159

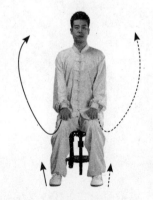

图2-160

2. 呼吸方法

动作一、三、五、七吸气，动作二、四、六、八呼气。

3. 意念活动

意守太渊。

4. 技术要点

（1）动作一卷指、弹甲（指甲）时，肩、肘、腕、指等各部动作要连贯不滞、儒雅大方。

（2）动作二两臂一侧屈于胯旁，一侧挽回胸前，宜上下一致、手足相顾，犹如芙蓉（荷莲）飘摇飞舞、轻松自如。

（3）动作三两掌根相靠上托，有着在阵阵微风中摇曳的荷花从清池中浮起的意韵，给人以清雅之美。

（4）做动作四时要百会虚领，沉肩坠肘，手自然垂于体侧。

（5）吸气时，提肛收腹，脚趾上翘；呼气时，松肛松腹，脚趾抓地。

5. 功理与作用

（1）有利于疏通手三阴经和手三阳经脉，有助于强心益肺、润肠化结、调理三焦等。

（2）有利于疏通足三阴经和足三阳经脉，有助于和胃健脾、舒肝利胆、固肾壮腰。

（3）以腰为轴带动上肢可刺激贯脊属肾的督脉、膀胱经脉，有助于滋阴补肾、强健筋骨。

第八式　金鸡报晓

1. 动作说明

动作一：接上式。脚跟上提，百会上顶；同时，两掌逐渐变勾手从体侧分别向上摆起，两臂自然伸直，两腕约与肩平；眼看左勾手（图2-161）。

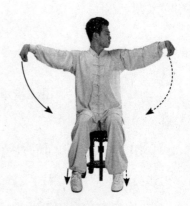

图2-161

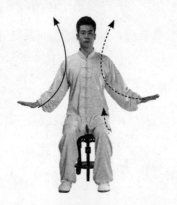

图2-162

动作二：脚跟落地；两勾手变掌随沉肘弧形下按于体侧，两臂自然伸直，掌心朝下，指尖朝外；眼平视前方（图2-162）。

动作三：左腿屈膝上提，脚尖朝下；同时，两掌随两臂内旋划弧至腹前变成勾手，继而，直臂向前、向上提至头的上方，两臂伸直，勾尖朝下；眼平视前方（图2-163）。

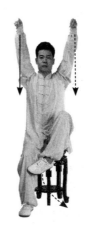

图2-163

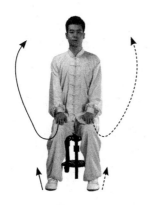

图2-164

动作四：左脚下落回原位；同时，两勾手变掌下按于伏兔穴上；眼平视前方（图2-164）。

动作五至动作八同动作一至动作四，唯左右方向相反。

2. 呼吸方法

动作一、三、五、七吸气，动作二、四、六、八呼气。

3. 意念活动

意守丹田。

4. 技术要点

（1）上下肢协调一致，轻松柔和，潇洒飘逸。

（2）两勾手屈腕侧摆和屈腕上提时，宜百会虚领、头正颈直、舒胸展体。

（3）吸气时，提肛收腹；呼气时，松肛松腹。

5. 功理与作用

（1）脚跟拔起，压迫涌泉，有助于激发、启动足少阴肾经，滋阴补肾。

（2）成勾上摆，变掌下按，有助于疏通手三阴、手三阳之原穴，疏通经络、颐养心肺、疏导三焦、润肠化结。

第九式　平沙落雁

1. 动作说明

动作一：接上式。脚跟提起；两掌以腕关节顶端领先分别向两侧弧形摆至与肩平，两臂自然伸直，掌心朝下，指尖朝外；同时，转头、眼看右掌（图2-165）。继而，两掌随两臂分别屈肘下沉弧形回收，掌高与肩平，掌心朝下；眼看右掌（图2-166）。

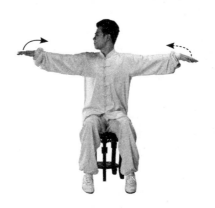

图2-165

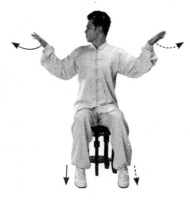

图2-166

动作二：脚跟落地；两掌随两臂伸肘分别坐腕弧形侧推至两臂自然伸直，手腕约与肩平，掌心朝外，指尖朝上；眼看右掌（图2-167）。

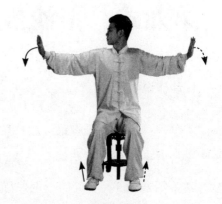

图2-167

动作三：脚跟提起；两掌先分别向两侧伸出，掌心朝下，两臂自然伸直，继而随两臂分别沉肘弧形回收，掌高与肩平，掌心朝下；眼看右掌（图2-168）。

动作四：同动作二（图2-169）。

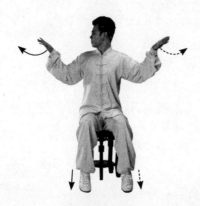

图2-168

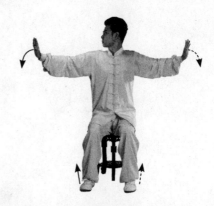

图2-169

动作五：脚跟提起；两手稍侧伸上移，两臂自然伸直，掌心朝下；眼看右掌（图2-170）。

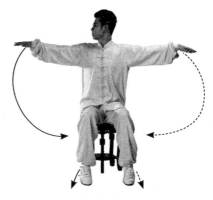

图2-170

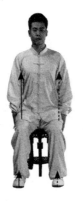

图2-171

动作六：脚跟落地；两掌随沉肘垂于体侧，指尖朝下；眼转视正前方（图2-171）。

重复动作一至动作六一遍，唯左右方向相反。

2. 呼吸方法

动作一、三、五吸气，动作二、四、六呼气。

3. 意念活动

意守劳宫。

4. 技术要点

（1）上下肢协调一致。

（2）两掌侧推时，宜起于根（肩）、顺于中（肘）、达于梢（手）；两掌下落时，宜沉肩坠肘，手臂自然下落。

（3）吸气时，提肛收腹，脚趾上翘；呼气时，松肛松腹，脚趾抓地。

5. 功理与作用

（1）意守劳宫，有助于畅通手厥阴心包经，改善心脏功能。

（2）脚跟上提与下落，有助于畅通足三阴、足三阳经脉，改善脾、胃、肝、胆、膀胱、肾等脏腑功能。

第十式　云端白鹤

1. 动作说明

动作一：接上式。脚趾上翘；同时，两合谷随两臂内旋沿体侧向上摩运至大包穴附近；眼平视前方（图2-172）。紧接着，两掌随两臂外旋以合谷为轴旋转使指尖朝后；眼平视前方（图2-173）。

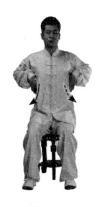
图2-172

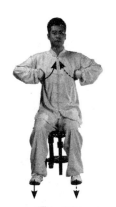
图2-173

动作二：脚趾抓地；同时，两掌背挤压大包穴，继而靠叠于胸前，两臂屈肘，指尖朝里；眼平视前方（图2-174）。继而，两掌叠腕、依次卷指分别随两臂摆至侧平举，两臂自然伸直，高与肩平，掌心朝前，指尖朝外；眼平视前方（图2-175）。

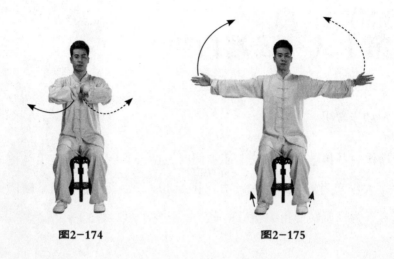

图2-174　　　　　　　　　　　图2-175

动作三：脚跟上提；同时，两掌随两臂内旋分别摆至头的左右前上方，抖腕亮掌，两臂成弧形；眼平视前方（图2-176）。

动作四：脚跟下落；同时，两掌分别从两侧下落垂于体侧；眼平视前方（图2-177）。

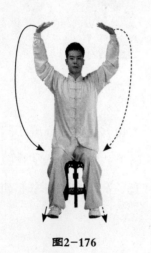

图2-176

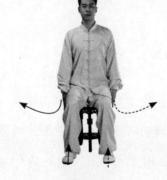

图2-177

动作五至动作八同动作一至动作四，唯左右方向相反。

2. 呼吸方法

动作一、三、五、七吸气，动作二、四、六、八呼气。

3. 意念活动

意守丹田。

4. 技术要点

（1）动作一脚趾上翘、合谷摩运胁肋部时，宜舒胸直背、百会上顶。

（2）动作二两掌依次卷指分摆时，应做到"四折"连绵不断。

（3）做动作三时，两手以腕关节顶端领先上摆，抖腕亮掌，两手中指端与肩髃穴上下基本对齐。

（4）做动作四时需百会虚领，沉肩坠肘，手臂自然下落，气沉丹田。

5. 功理与作用

（1）脚趾上翘，压迫足少阴肾经之井穴涌泉，有助于激发和启动其经脉，滋阴补肾。

（2）合谷捻大包，既有助于润肠化结，又有助于和胃健脾。

（3）两手头上抖腕亮掌，有助于通调三焦、疏通水道。

第十一式　凤凰来仪

1. 动作说明

动作一：接上式。脚趾上翘，身体左转约30°；同时，两掌随两臂内旋分别摆至身后；眼平视左前方（图2-178）。继而，随两臂外旋从两侧向前摆至与肩平，两臂自然伸直，两掌间距与肩同宽，掌心朝上；眼平视左前方（图2-179）。

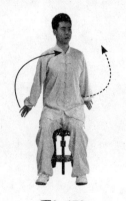

图2-178

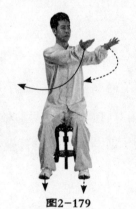

图2-179

动作二：脚趾抓地；同时，两掌随两臂内旋逐渐变成勾手分别向身后勾挂，两臂自然伸直，勾尖朝上；眼平视左前方（图2-180）。

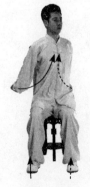

图2-180

动作三：脚趾上翘；身体向右转正；同时，两勾手变掌经腰侧交叉于胸前，左掌在内，掌心朝里；眼兼视两掌（图2-181）。紧接着，两掌随两臂内旋经面前分别向两侧分开，两臂自然伸直，手腕高约与肩平，指尖朝上；眼平视前方（图2-182）。

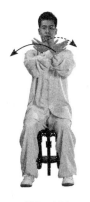

图2-181

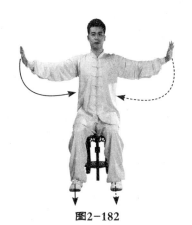

图2-182

动作四：脚趾抓地；同时，两掌从两侧下落垂于体侧；眼平视前方（图2-183）。

动作五至动作八同动作一至动作四，唯左右方向相反。

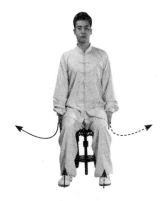

图2-183

2. 呼吸方法

动作一、三、五、七吸气，动作二、四、六、八呼气。

3. 意念活动

意守丹田。

4. 技术要点

（1）做动作一时，要百会虚领，身体中正，以腰脊之转动带动两臂侧分、前摆。

（2）动作二两掌后摆、屈腕成勾宜依次进行，并短暂稍用力。

（3）动作三两手经胸前、面前左右分掌时，宜舒胸直背、沉肩坠肘。

（4）吸气时，提肛收腹；呼气时，松肛松腹。

5. 功理与作用

（1）转身旋臂，有助于畅通任督及手三阴、手三阳经脉。

（2）屈腕成勾手可对手三阴、手三阳经之井穴、原穴产生良性刺激，有助于改善心、肺、大小肠等脏腑机能。

（3）脚趾上翘，能对足三阴、足三阳经之井穴、原穴产生良性刺激，有助于提高肝、胆、脾、胃、膀胱、肾等脏腑机能。

第十二式　气息归元

1. 动作说明

动作一：接上式。脚趾上翘；同时，两臂内旋，两掌随两臂向两侧摆起，手臂与身体的夹角约60°，掌心朝后，两臂自然伸直；紧接着，两臂外旋，掌心朝前；眼平视前方（图2-184、图2-185）。

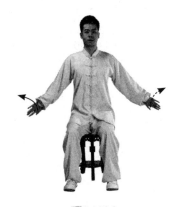

图2-184

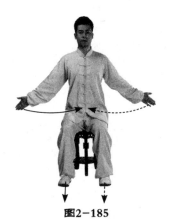

图2-185

动作二：脚趾抓地；同时，两掌内收回抱于小腹前，指尖相对；眼平视前方（图2-186）。

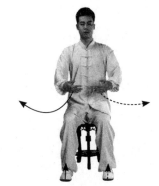

图2-186

动作三：脚趾上翘；同时，两掌随两臂先内旋后外旋分别摆至体侧，掌心由朝后转为朝前，手臂与上体之夹角约为60°，两臂自然伸直；眼平视前方（图2-187、图2-188）。

动作四：同动作二。

动作五：同动作三。

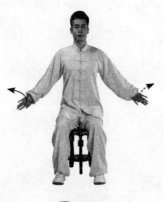
图2-187

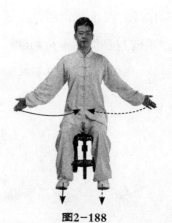
图2-188

动作六：脚趾抓地；同时，两掌内收回抱叠于关元，男性左手在内，女性右手在内；眼平视前方（图2-189）。

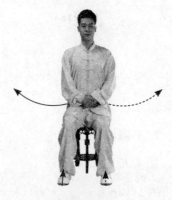
图2-189

2. 呼吸方法

动作一、三、五吸气，动作二、四、六呼气。

3. 意念活动

意守采气归于关元。

4. 技术要点

（1）两掌内收回抱腹前时，注意气路由宽变窄，促使气流加速。

（2）两掌内收回抱时，手掌的劳宫穴高度与肚脐下关元穴同高。

（3）吸气时，提肛收腹，脚趾上翘；呼气时，松肛松腹，脚趾抓地。

5. 功理与作用

（1）关元位于任脉之上，为丹田的一个穴，是足三阴经与任脉的交会穴，又是小肠的募穴，中医称之为"全身性强壮穴"之一。通过以意引气归关元，有助于壮中气、补元气，滋养脏腑，平调阴阳。

（2）将练功之气导引归元入丹田，具有和气血、通经脉、强脏腑、培元气的作用。

收势

1. 动作说明

动作一：接上式。脚趾上翘；同时，两掌随两臂先内旋后外旋分别摆至体侧，掌心由朝后转为朝前，手臂与上体之夹角约为60°，两臂自然伸直；眼平视前方（图2-190、图2-191）。

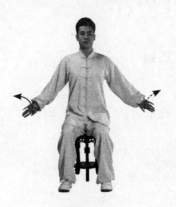

图2-190

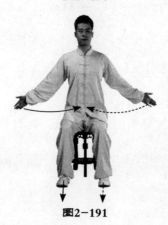

图2-191

动作二：脚趾抓地；同时，两掌内收回抱叠于关元，男性左手在里，女性右手在里；两眼轻闭或平视前方（图2-192）。

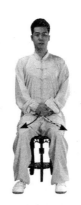

图2-192

动作三：做"赤龙（舌）搅海"。齿唇合，上下齿分开，舌头在牙齿内由右、上、左、下转三圈，再由左、上、右、下转三圈。产生的唾液（金津玉液）分三口咽下。

动作四：两掌落于伏兔穴上（图2-193）。左脚向右，继而右脚向左成并步端坐势（图2-194）。

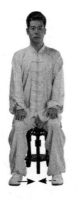

图2-193

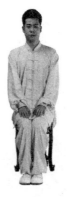

图2-194

2. 呼吸方法

动作一吸气，动作二呼气，动作三、四自然呼吸。

3. 意念活动

做动作二时，意守关元；做动作三时，意守金津玉液。

4. 技术要点

（1）呼吸平缓，身心高度放松。

（2）吞津咽液时，宜汩汩有声。

（3）吸气时，提肛收腹；呼气时，松肛松腹。

5. 功理与作用

（1）进一步巩固练功效果，并逐步恢复到日常状态。

（2）"赤龙（舌）搅海"可促进唾液（金津玉液）的分泌，分三口咽下，有助于消化、提高免疫力、激活抗菌细胞活力、改善糖代谢等。

第三章

健身气功·导引养生功

十二法学练指导

健身气功·导引养生功十二法的练法简单、功理科学、意境深远、旨趣高雅，只要能知其法、明其理、勤习之、常体悟，必能走进健身锻炼的"大门"，踏入修养身心的"殿堂"，取得祛病强身、益寿延年的效果。本章主要阐述本功法的技理内涵、学练要点、教学规律，旨在帮助习练者由浅入深、由易到难、由术而道地科学认知功法，增进功法技能，提升身心境界。

第一节　学练方法

调心、调息、调身是健身气功·导引养生功十二法的练功要素，是改善习练者健康状态、使身心臻于高度和谐的重要干预手段。因此，本功法的学与练，应紧密围绕调身、调息、调心来制定循序渐进的学练次序，按照由形而息再到心的学练路径，渐达三调合一的身心境界。

一、学练第一步——调身为基础

调身，是指习练者对自身的形体活动和身体姿势进行主动的调整，使之达到练功量度的要求。调身是调息和调心的前提，是习练者进行功法锻炼的基础。对初学者来说，第一步就是要掌握"形"的锻炼方法和要领。练功有云，形不正则气不顺，气不顺则神不宁，神不宁必然影响练功效果，故要做到"形助气意，形宜中正安舒"。

调形，不限于人的躯体、四肢。内而五脏六腑，外而四肢百骸，筋、膜、骨、血、肉，以至于人生三宝之一的精，都属于形调控的范畴。本功法中的调身，主要是指筋、膜、骨、肉之间的相对运动，是从习练者的身体姿势、动作形式、动作方位、相对位置、运动轨迹、运动速度等方面表现出来。调身的目的是做到形正体松。无论是行、走、坐、卧等不同姿态，还是屈、伸、俯、仰、摆、转等各种动作，都要做到舒展大方、中正安舒、松紧适度、圆活连贯、刚柔相济、动静相兼。

动作舒展大方、缓慢均匀用力，是练功"引体令柔"的关键。舒展大方，是要充分抻拉筋骨、锻炼身体的柔韧性。缓慢均匀用力，可避免动作忽快忽慢造成的拉伤，有助于解除人体软组织的粘连，还能帮助习练者将内心安静下来，揣摩动作的内涵。

作为初学者，一定要在调身上下大功夫，熟悉动作的路线、方位、角度、虚实、松紧，做到姿势工整、方法规范、路线准确，为今后持久深入练功打下坚实基础。

二、学练第二步——调身+调息

当习练者较为熟练地掌握调"形"的方法和要领后，就要进入学练本功法的第二步，即开始进行形体动作与呼吸的配合练习。如果第一步做到了"引体令柔"，那第二步就要做到"导气令和"，有意识地把"引体"和"导气"结合起来练功，使之逐渐达到"形息相依"。

呼吸是人类的基本生理活动，包括内呼吸和外呼吸。内呼吸是指人体血液与组织细胞间的气体交换，也称组织呼吸。外呼吸是指人体在肺内进行的外界空气与血液的气体交换，也称肺呼吸。对健身气功·导引养生功十二法而言，调息主要是调整肺呼吸，是主动自觉地调整和控制呼吸的深度和频率等，并使之符合练功的要求和达到相应的目的。

调息的方法多种多样，本功法常用的有自然呼吸、腹式呼吸、提肛呼吸、停闭呼吸等。实际上，无论采用哪种呼吸方法，呼吸与动作配合的规律基本是一致的，总的来说是"起吸落呼、开吸合呼、蓄吸发呼"，呼吸与动作的配合需要一个锻炼的过程，在这个过程中要遵循顺其自然、循序渐进、持之以恒、慎终如始的原则。

首先，呼吸锻炼一定要顺其自然，需要习练者细心体会，在此过程中，不能有过强的主观调控意识，否则会掩盖呼吸中细微的自然变化，那么呼吸就成了无源之水、无本之木。古人讲练呼吸要"用意不用力"，而且用意也要"似有似无"，就是需要因势利导。其次，习练者调息的过程必须循序渐进。由于人体整个呼吸锻炼的过程是环环相接的，做到一步之后，才能在此基础上进行下一步，所以调息必须循序渐进。尤其对于初学者来说，必须扎扎实实地进行锻炼，等到熟练掌握之后，可以将其融于日常的呼吸过程中。最后，想要取得良好显著的调息效果，贵在持之以恒，逐步积累。对任何人来说，呼吸都不可须臾离开，所以任何细微的呼吸改变都要小心谨慎。当呼吸和肢体动作能够熟练配合后，呼吸就会变得细、匀、深、长，这时就会对习练者起到调摄心神的作用，为学练第三步做好准备。

三、学练第三步——调身+调息+调心

只有习练者形体活动、呼吸吐纳和心理调节三者紧密结合，才能真

健身气功·导引养生功十二法

正体现出健身气功的本质特征，才能进入三调合一的身心境界，才能获得锻炼最佳化的效果。

调心是调身和调息的核心。所谓调心，是指习练者对自我意识和思维活动进行主动调整，以达到练功的要求和目的。在练功过程中，无论是习练者的肢体运动，还是呼吸运动，都不同于自然状态下的肢体活动和呼吸活动，而是一种受意念调控的肢体运动和呼吸运动。

调心的方法有很多，包括意守、存思、观想、调神、练意等。概括起来讲，大体可分为两类，一类是"以一念代万念"的意守类。意，即意念；守，即相守不离；意守，也就是摄心归一、专其一处，把全部注意力集中到身体的一处而相守不离，借以排除"杂念"，逐渐达到练功的要求和目的。常用的方法有意守身体部位法，如丹田、命门、涌泉等。另一类是"以念制念"的存想类。在调身、调息及基本安静状态下，把注意力集中或存放在预先已设定好的"目标"上，这个目标是一套既定的"程序"，通过运用这种有序化意念思维的"正念"，来不断排除习练者心中的"杂念"，达到练功的要求和目的。常用的方法有注意动作姿势法、注意呼吸法、注意特定事物法等。

当习练者较为熟练地掌握了形体动作及呼吸与动作配合之后，结合本功法的特点和具体要求，习练者要利用大脑的机能充分发挥"想象力"，进入相应的意境要求，并逐步达到"三调合一"的身心境界。随着调身、调息、调心的操作配合不断深入和熟练，三调之间的界限就会越来越模糊，它们之间的有机联系的同一性会日益显现，最终三调之间自然的有机联系会完全取代有意识的操作，成为练功境界的主导力量，三调合一便会自然达到。

需要指出的是，本功法练功中的三调操作，本质上讲是从未分离的。呼吸吐纳、肢体动作、意念活动是统一的练功过程中有机联系在一起的三个方面、三种角度。调心、调息、调身中的任何一调，都与其他两调紧密关联，每一调都不能独立存在。之所以将三调分别加以介绍，是为阐述方便和突出重点，学练中应加以明辨知晓。因此，健身气功·导引养生功十二法三步之间并没有明确的界限划分，而是"实践、认识、再实践、再认识"的循环往复的过程，在学练过程中需要练习者不断学习、不断提高，根据不同时期的认识与实践水平，不断改善"形、息、心"的境界，从而逐步提高练功水平，取得最优的练功效果。

第二节　习练要领

学练健身气功·导引养生功十二法还需要掌握一些习练要领，本节简要介绍功法习练过程中的一些规律性要点。

一、以静养神，静则少费

中国传统养生学一贯主张"虚静养神，抗老延年"。《老老恒言》云："养静为摄生首务……养静所以养阴，正为动时挥运之用。""静"主要指思想清静，少私寡欲。"静"为阴，"动"为阳。中医认为，"阴"为"阳"之物质基础。"阴""阳"是相互依存的，"阳根于阴，阴根于阳，无阴则阳无以生，无阳则阴无以化"。所以，思想清静了就不至于妄动，阴精就能得到保养，阴精充足就能保证阳气的正常运行。

《养性延命录》云："静者寿，躁者夭。静而不能养减寿，躁而能养延年。然静易御，躁难持，尽顺养之宜者，则静亦可养，躁亦可养。"这是强调对不同性情的人来说，要想达到延年益寿的目的，养生方法的正确合理是至关重要的。一般来说，清静的人长寿，浮躁的人早夭。但清静者不善养生同样要减寿，浮躁者善于养生同样能长寿。只不过清静的人能够把握自己，持之以恒；浮躁的人难以控制自己，往往朝三暮四。后者只要能改正这个缺点，正确合理地采用养生的方法，那么，不管性情如何，均能达到益寿的目的。

本功法就是在上述理论基础上发展而来的，它十分强调修身养生，忌情志波动，强调以静养神，旨在藏神健体。在练功前有"夜阑人静万虑抛，意守丹田封七窍，呼吸徐缓搭鹊桥，身轻如燕飘云霄"口诀的循循善诱。在练功中有宁神意守、净化大脑、以意引气、意随形变等恰到好处的语言暗示。在练功后，强调人与自然的和谐、人与社会的和谐、人体内心身的和谐，以达少耗神气、强身健体之目的。现代医学研究发现，人疾病的形成，除了细菌、病毒侵害肌体，相当多的是人的心理不健康造成的。而本功法正是抓住了这一基本点，从调整人们的情绪出发，强调动中求静，以静养神，排除杂念，净化大脑，从而畅通脏腑气机，协调阴阳，取得康体宁心之效。

二、以动养形，动勿过极

养形，是指调养和锻炼形体，包括四肢、肌肉、关节、皮毛、筋腱等。中医养生，既重视养神，又重视养形，二者缺一不可。古人告诉我们："形乃神之宅，有形方有神。"故保养形体至关重要。何以养形？

健身气功·导引养生功十二法以适动为先，以达养形。探其史料，追溯古今，回顾以往，一目了然。清代思想家颜习斋云："一身动，则一身强；一家动，则一家强；一国动，则一国强；天下动，则天下强。"元代《三元延寿参赞书》云："形者，气之宅。"唐代《千金翼方·养老食疗》亦云："动摇肢节，导引行气，……谁知此者，可得一二百年。"汉代《淮南子》云："夫形者，生之舍也。"汉末医学家华佗倡导五禽戏，他说："吾有一术，名曰五禽之戏，一曰虎，二曰鹿，三曰熊，四曰猿，五曰鸟，亦以除疾，并利蹄足，以当导引。"战国时的《庄子·刻意》又云："吹呴呼吸，吐故纳新，熊经鸟伸，为寿而已矣。"《吕氏春秋·尽数》云："流水不腐，户枢不蠹，动也。形气亦然，形不动则精不流，精不流则气郁。"这些论述均从不同角度阐述了动以养形、祛病健身的原理。因为运动可以提高大脑、心、肺和胃肠的生理功能及抗病能力，可使骨骼坚实，肌肉发达。研究表明，经常运动的肌肉所含功能性毛细血管要比不运动的肌肉多2倍左右，经常运动的人的肺活量比不运动的人大2～3倍，心脏每搏输出量多1.5～2倍，故有"卫生是妙药，锻炼是金丹"的说法。

然而，动以养形，并非一日之功，既要持之以恒，更要动勿过极。正如古籍所说："形劳不倦""不妄作劳以养形""久立伤骨、久行伤筋""人体欲得劳动，但不当使极尔""体欲常劳，劳无过极""四肢亦欲得小劳，譬如户枢终不朽也"。这些都明确地指出，活动时应合理安排运动量，方有益于健康。健身气功·导引养生功十二法就是在此观点指引下，特别强调以动养形，动求适度。在时间上，练完一套功只需15分钟左右；在运动强度上，功中最高心率一般为100～120次/分，还明显地体现出由小到大，再由大到小的运动规律；在体姿上，充分体现出柔和缓慢、舒适自然的特点等。这样就保证了人们在演练中"动宜适度""劳则有节"，避免了"劳而无当，动之有过"，既节省时间，又少花力气，既无经济负担，又无任何副作用，同时对保健及防治一些慢性病有一定效果。

三、形神共养，首重养神

"形神共养、首重养神"的养生观，是守神可以全形养生长寿之根本，是中国整体思想在养生方面的具体体现，是中国养生学的指导思想和原则。《青囊秘录》有一段极为生动的论述，它以房舍住宅为比喻，来说明形与神、精与气的关系——"夫形者神之舍也，而精者气之宅也，舍坏则神荡，宅动则气散，神荡则昏，气散则疲。"这句话明确指出，如果平时不注意调形养神，则必然神昏神疲，正气亏虚，即会招致疾病。所谓"形"，通俗地说，就是一个人的形体、肉体。古代哲学家荀子说："形具而神生。"就是说有形才有精神情志。汉代有人形象地把两者比喻为蜡烛和火焰，"精神居形体，犹如火之燃烛矣。"这告诉人们，健康的精神活动、情志变化必须有健康的形体作基础。

古人还认为，形与神保养的法则，一曰动，一曰静，而主宰一切生命活动的神，是易动而难静的，动则外耗，外耗则伤身。以"七情"之一的"怒"来说，真正做到戒怒实为不易。而怒不戒，神不养，又直接关系人之健康，故善养生者均将"养神"视为养生之根本。正如《素问·上古天真论》所云："恬淡虚无，真气从之，精神内守，病安从来。"又说："把握阴阳，呼吸精气，独立守神，肌肉若一。"现代医学研究证明，有50%～80%的疾病与精神异常密切相关。因此，人欲健康长寿，必须将"养神"放在首位。

　　健身气功·导引养生功十二法不仅功法功理严格贯彻这一原则，而且还强调将这一原则贯穿于日常生活之中。最明显的就是要求习练者一定要遵守本功法的"四乐八互"精神，以此引导人们在"以动养形"的同时，加强以静养神，减少外耗。然而，心理学家告诉我们，生活并非一帆风顺，情志波动也是人之常情，关键在于我们要有自我驾驭的能力，善于控制七情，把情绪波动对身体的不良影响降到最低。正如唐代医学家孙思邈所说："凡人不可无思，当以渐遣除之。"

四、重视调节，掌握适度

　　世界上一切事物都有个"度"，超过了一定的"度"，就会走向反面，即"物极必反"。据此，健身气功·导引养生功十二法严格遵守"适度"原则，精神情志活动宜适度。

　　"七情"是人之常情，如喜、怒、忧、思、悲、恐、惊，正常的精神情志变化是不会致病的。然而，如果七情过度就会损伤五脏，形成疾病。以喜为例，本来乐观的情绪能促进身体健康，如《黄帝内经》所云："喜则气和志达，营卫通利。"这说明喜能使人神气和调，志意畅达，营卫气血，运行畅通，心身健康。但如果过度，则"暴喜伤阳"，"过喜伤心"（《黄帝内经》），"喜怒过多，神不归室"（《彭祖摄生养性论》）。再如"思"，一般的"思"并不伤身，但"凡人才所不至而极思之，则志伤也"，过"思则气结"，"思伤脾"（《黄帝内经》）。所以，历代养生家均主张和喜怒以安神气，少思虑以养神气，去忧愁以悦神气，防惊恐以摄神气。《黄帝内经》还以为，情志过度致病重多，或者成为外邪入侵人体的先导，这一点不但为诸多大医家，如刘完素、朱丹溪、李东垣、叶天士认可，且已为现代科学所证实。

饮食五味宜适度。《黄帝内经》云："阴之所生，本在五味，阴之五宫（贮藏阴精之五脏），伤在五味。是故味过于酸，肝气以津，脾气乃绝。味过于咸，大骨气劳，短肌，心气抑。味过于甘，心气喘满，色黑，肾气不衡。味过于苦，脾气不濡，胃气乃厚。味过于辛，筋脉沮驰（筋脉败坏而松弛），精神乃央，是故谨和五味，骨正筋柔，气血以流，腠理以密，如是则骨气以精，谨道如法，长有天命。"金元四大医家之一李东垣在《脾胃论》中云："至于五味，口嗜而欲食之，必自裁制，勿使过焉，过则伤其正也。"明代养生家高濂《遵生八笺》云："饮食活人之本也。……人于日用养生，务尚淡薄，勿令生我者害我。"清代著名养生学家曹慈山在《老老恒言》中云："凡食总以少为有益，脾易磨运，乃化精液，否则极补之物，多食反至受伤，故曰少食以安脾也。"

形体劳作宜适度。宋代蒲处贯《保生要录》云："养生者，形要小劳，无至大疲。故水流则清，滞则浊。养生之人，欲血脉常行，如水之流，坐不欲至倦，行不欲至劳，频行不已，然宜稍缓，即小劳之术也。"孙思邈在《千金翼方》中云："四时气候和畅之日，量其时节寒温，出门行三里二里及三百二百步为佳，量力行，但勿令气乏气喘而已。亲故邻里来相访问，携手出游百步，或坐。量力宜谈笑简约其趣，才得欢适，不可过度耳。"总之人欲健康长寿，在精神情志、饮食、劳作等诸多方面都应适度，量力而行，做到动宜适度、劳则有节，严防劳而无当，动之过极之弊病。

第三节　练功阶段

学练健身气功·导引养生功十二法，是一个由不会到会再到准确熟练掌握练习过程，即一个运动性条件反射形成的过程。运动生理学指出，任何一项运动技能的形成，基本可分为泛化、分化和巩固自动化三个阶段。虽然练功阶段之间由于相互渗透而很难截然分开，也因习练者的健康水平、文化底蕴、用功程度和身心感悟等不同而使各阶段的时间长短存在较大差异，但为便于习练者掌握练功规律，现将本功法分为四个相互联系的练功阶段加以阐述。

一、调身正形，舒筋展穴

健身气功·导引养生功十二法是通过调身、调息、调心三调合一的综合锻炼，最终达到天人合一的身心境界，强调练功要做到神与形合、气随形动。练功的初始阶段应着重身形的锻炼，只有身形正了，才能为达到形神意气的深化融合阶段奠定基础。倘若开始练功不追求姿势的准确，形体动作松懈随意，就无法掌握练功的基本要领，达到形神意气合而为一的境界谈何容易。由于本功法讲究逢动必旋、逢旋必绕、以指为针、舒筋展穴，故学练伊始要加强手型、身型、步型等功法基础动作的反复锤炼，并认真记忆功法动作、运行路线及主要的筋络穴位等，对呼吸、意念等可先不做过多的要求，顺其自然即可。此阶段练功，外在的形体动作要尽量做到圆活舒展、没有棱角、方位准确、路线清晰、动作规范，争取招招到位、势势成型，动作规范，路线准确，切不可急于求成，浮躁应付。刚开始练功，由于大脑内部的抑制尚未建立，当习练者肌肉运动的感觉刺激传入大脑皮层，大脑皮质中的兴奋与抑制都是呈现扩散状态的，此时往往表现为肌肉僵硬不协调、手脚呆板不灵活、动作别扭吃力、技术粗糙有多余动作等。因此，此阶段练功要学会慢，只有先把动作慢下来，才有可能静下心来感受动作、记忆功法，从而逐渐形成正确的技术规范。

舒筋展穴也是此阶段练功需要重点关注的内容，主要目的是有效塑造规范的形体动作，进而能更好地牵动人体的四肢百骸，尽快获得良好的健身效果，有助于增强习练者练功的信心。为何筋要舒、穴要展？古人云："筋乃人身之经络，骨节之外，肌肉之内，四肢百骸，无处非筋，无处非络，联络周身，通行血脉、而为精神之外辅，与骨配合。""如人肩之能负，手之能摄，足之能履，周身至活泼灵动者，皆筋之能挺然也。"穴位，学名腧穴，是指人体脏腑经络气血输注出入的特殊部位。"腧"通"输"，或从简作"俞"。"穴"是空隙的意思。《黄帝内经》又称为"节""会穴""气穴""气府"等，《针灸甲乙经》则称为"孔穴"。《素问·气府论》解释腧穴是"脉气所发"，《灵枢·九针十二原》说"神气之所游行出入也，非皮肉筋骨也"。说明腧穴并不是孤立于体表的点，而是与深部组织器官有着密切联系、互相输通的特殊部位。"输通"是双向的，从内通向外，反映病痛；从外通向内，接受刺激，防治疾病。从这个意义上说，腧穴又是疾病的反应点和调节干预的刺激点。所以练功过程中要有意识地点穴按摩，以此舒展筋络，这样就等于是对全身筋骨皮脉肉等进行强化刺激，从而为后期的导气通脉打下一定的基础。此阶段总的锻炼原则为，既要将身上的主要穴位按照练功要求进行连接按摩，又要保持筋络的抻拉和舒展，虽有时抻拉会有些许疼痛，但不能超过筋肉、韧带的承受力。实践证明，练功初始阶段强调正身调形、舒筋展穴，不仅能提高健身效果、练功质量，而且能为提高功法技术奠定基础。

二、调息合形，体悟要领

在此阶段练功，应在动作规范熟练的基础上，进一步强化习练要领的体悟。随着练功的深入，大脑皮质暂时神经联系已趋于稳定和完善，运动中枢对肌群的支配更加精确，改善有关中枢间的协调关系。故躯体活动中纠正了许多错误和多余的形体动作，能够较准确、连贯、顺利地完成动作。此时初步建立了运动动力定型，但尚未巩固，当有新异、强烈的刺激时又可能会被破坏，重新出现错误和多余的动作。此阶段练功过程中，应注意体会动作细节，放慢动作，在多练的同时注意纠正错误动作，以便促进大脑分化抑制的发展，使动作更加准确，身形更加合乎练功要求。通过进一步反复练习，大脑皮质有关中枢间的暂时神经联系将得到进一步巩固和完善，形成较稳定的运动动力定型。这时的动作更加精确、协调和省力，有些动作甚至可以在脱离意识支配的情况下完成，即初步形成了自动化。在加固自动化的同时，此时练功应注意呼吸的配合，逐渐由调身向以调息为主过渡。

在此练功阶段，要时刻按照习练要领细心体会每一个姿势是否达到练功要求，并按照起吸落呼、开吸合呼的规律有意识地使呼吸与动作配合练习，并逐渐形成细、匀、深、长的腹式呼吸。这一阶段的意念运用，已从单纯的注意形体动作，逐渐发展到或体察呼吸与动作的配合，或体察气血运行等，可以达到引气归元、疏通筋络的功效。人体气血之间关系密切，气行则血行，气滞则血凝。百脉是全身血脉的总称。《素问·经脉别论》："肺朝百脉，而主治节。"血液充盈于身体各处，通过呼吸配合辅助引气带动血液流通，能促使习练者的形、神、意、气融合成一个有机的整体，如此方可在举手投足之间合乎练功要求，充分体现功法特点和风格，身心境界的持续提升自是应有之果。

三、调神静心，三调合一

古人认为，"形恃神以立，神须形以存"。形（身）和神（心）是构成人体生命的两大要素，且两者相互依赖、互根互用。随着练功层次的渐次提升，必然会使习练者的精神境界和物质形体不断得到优化，且随着运动技能的继续巩固和完善，大脑皮质将形成非常稳定的运动动力定型，即进入自动化阶段。所谓自动化，就是在练习本功法时，可以在脱离意识支配的情况下自动完成。此时，由于功法动作已十分熟悉并达到自动化阶段，且呼吸配合也逐步协调，所以可将意念更多地放于心神的宁静上，而不用过多关注动作是否正确，呼吸是否顺畅。通过强化人之气的周身运转，肢体动作轻灵含蓄、运转自如，做到意动形随、气贯形中、气到血活、势随神移。这种形、气、神的运动状态是常年坚持练功，技术定型后才会产生的。在日常练功中坚持形中寓神、神中合形、神形兼备，日久功深，自会做到"外忘其形而成其形，内不知其神而达其神"。

此阶段演练的健身气功·导引养生功十二法，动作柔和缓慢、虚实相生、阴阳互补、圆活平缓、自然流畅，动则以气运身、以指为针，犹如人在气中、气在人中，周身一气、浑然一体；意念恬淡虚无，识神退位而元神主事，三调自然融为一体。自此由"以外导内转入以内导外"，身心处于一种高度和谐的状态，实现了人与自然界的交融，步入"天人合一"的身心境界。因此，在这个阶段应重视调心的锻炼，习练者要把注意力放在内在的追求上。只有用"心"，才能在动作、呼吸的配合下练"心"，达到身心并练的要求，也才能超越肢体动作的范畴。调心时应注意不能太"重"，太重，只是在心而不是用心，就会导致转换不灵，以致气滞、意乱。正确的用心，应该是在有意无意之间运用意识。所以用心贵在自然专一。整个练功的身心状态是自然的、安静的、轻松的，应内外一体、连绵不断地展开。

四、自慎自然，融入生活

功法锻炼能达到祛病强身、延年益寿的成效，但要想在身心境界的提升上更进一层，尚需在日常生活中做到并融于生活。孙思邈特别强调"自慎"，何为"自慎"？他说："夫天道盈缺，人事多屯，居处屯危，不能自慎而能克济者，天下无之。故养生之士，不知自慎之方，未足与论养生之道也。"他把"自慎"列为养生五纲之首，养生五纲是自慎、禁忌、导引、行气、守一。张景岳也指出："后天之弱者当知慎，慎则能胜天矣。"张景岳还进一步说："所谓自慎者，慎情态可以保神，慎寒暑可以保肺气，慎酒色可以保肝肾，慎劳倦饮食可以保脾胃……使表里无亏，则邪疾何由而犯，而两天（先天、后天）之权不在我乎？"可以看出他们是把自慎视作可与天地相争的人的自觉性和主动性。自然，即顺应自然，主要包括两层含义：一是人的生命活动与天地运转和谐同步；二是按照人的身心自然状况进行保养。这不仅要运用于习练健身气功·导引养生功十二法的实践中，也应用于我们的日常生活中。调形正身是习练本功法初始阶段的首要要领，其表面含义是强调练功首先要保持身形规范，其实已经暗含从练功伊始把握形神、意气、太极、阴阳、虚实、动静、内外、圆缓、练养等均需自慎自然的原则。之所以在此阶段才将自慎自然郑重提出，并不是之前练功不需要遵循，而是经过前几个阶段的练功积累，随着意念对形、气的支配作用加强，此时练功更需要自慎，以利于排除各种因素对神的干扰并增强意识的自我调控能力，方能更好地维持人体生命稳态，这也是练功能否完成由术到道跃升的根本。

此阶段练功，习练者还应更好地融入日常生活中进行锤炼。练功，既在身，也在心。古往今来的练功实践表明，脱离社会躲在深山老林中专心练功，短期内有可能会取得一定的成效，但要想获得真正的大成效，是万万不可能的。古人云："执道者德全，德全者形全，形全者神全，神全者圣人之道。"只有在日常生活中注重涵养道德，以德为重，恰如其分地处理好各种人际关系，科学地破除人生过多的贪求欲望，积极地融于社会的发展建设中，在生产和生活实践中始终保持自慎自然，才会进一步优化由形、气、神三者构成的人体生命稳态，使练功渐达天人合一的身心境界。

第四节　练功须知

学练健身气功·导引养生功十二法是有规律可循的。只有知晓、弄懂并遵循练功的基本规律，才有助于高质量地练功，获得持续优化的练功成效。

一、练养结合，尤重养生

俗话说：练功不养生，等于白练功。学练本功法，首先宜遵循"练养结合，尤重养生"的原则。到底如何养生？古今多有论述，其中心思想有三。

一是注重内因，强调情志的调整和正气的保存。正如《黄帝内经》所云："积精全神，是养生大法。"《素问·上古天真论》云："恬淡虚无，真气从之，精神内守，病安从来。"均是以调理内因为主的养生方法。

二是预防为主，防重于治。《素问·四气调神大论》云："是故圣人不治已病治未病，不治已乱治未乱，此之谓也。夫病已成而后药之，乱已成而后治之，譬犹渴而穿井，斗而铸锥，不亦晚乎。"这是告诉我们，健身养生不宜在身患疾病和衰老到来之时才开始，而应及早引起重视和预防。

三是顺应四时，调整阴阳。《黄帝内经》云："智者之养生也，必顺四时而适寒暑，和喜怒而安居处，节阴阳而调刚柔。如是则僻邪不至，长生久视。"这些均是习练者应遵循的重要原则，无论是从精神修养到日常生活、饮食起居，还是医疗卫生、自我保健等诸多方面，均需进行常态化的锻炼和维护，不可偏废其一。正如养生家所说："心要养，身要练，练养结合，方能身心健康。"

二、树立三心，自我保健

"三心"是指练功有决心，学功有信心，学练有恒心，这是学好练好本功法的前提。健身气功习练者，特别是体弱多病和年老者都有防治疾病、增强体质、延年益寿的愿望。该愿望如何实现，健康长寿的关键是什么？是靠先天的禀赋，还是靠后天的努力；是靠药疗，还是靠食疗；是靠适量的运动，还是靠休息等许多问题摆在人们面前。练功实践告诉我们，坚持自我身心锻炼，是祛病延年、健康长寿的秘方。正如法国著名医生比索所说："运动就其作用可以代替药物，但所有的药物都不能代替运动。"汉代名医华佗也指出："人体欲得劳动，但不当使极耳，动摇则谷气得消，血脉流通，病不能生，譬如户枢，终不朽也。"健身气功·导引养生功十二法集健身养生、祛病强身、修心养性于一体，具有独特的运动风格和显著的健身效果，故树立"三心"，将它真正学到手、练到家，必能益增年寿、祛病强身。

三、因人而异，循序渐进

实践证明，练功并不是多多益善，也不能急于求成，更不能要求不同习练者同功同步、整齐划一，而应依据个人的实际情况，循序渐进，逐步提升。特别是要注意做到练功"三不要"。

一是练功不要贪多求全。有的人学功心切，出于爱好，想把所有健身气功功法都快速学到手，这是不切实际的，也是没有必要的。其实，练功宜从实际出发，由少到多，分步来学，方为好。二是练功不要急于求成。练功要奏好"三部曲"：先学"划道道"，熟记全部动作；再学"三配套"，逐渐把意念、呼吸和动作紧密配合起来；最后习练"层次高"，提高功夫层次，更上一层楼。切忌眼高手低、贪多求快，胡子眉毛一把抓，看似学了好多、练了不少，一看身上没有多少功夫。三是练功不要急于达标。对于动作难度较高、运动强度较大、一时难以达标的动作，开始时能做到什么程度，就做到什么程度，不要勉强去做。随着功夫不断提高，健康状况逐渐改善，体质不断增强，再逐渐加强难度，增加运动量，以达到功法的要求。

习练次数的多少，也宜量力而行，合理安排，力求运动适量。没有运动量，难以健身，而运动量过大，也会适得其反。特别是年老体弱者、病患者更要做好自我监测。练功结束后，虽有一些疲劳，但经过一夜睡眠完全恢复了，而且饮食正常，精力充沛，这是运动量合适的表现。如果练功时或练功后，感到头晕、无力、心率加快、血压升高、食欲不振、失眠等，则说明运动量过大了，宜及时进行调整，使其与自己的身心相适应。

四、准确完整，熟练功法

掌握好习练要领，准确地演练功法，不断提高练功质量，是学练好本功法的关键。人们常说："不得要领，难得其法。"如何才能准确、完整、熟练地把本功法学到手、练到规范，一要"树标"，二要"搭桥"。

所谓"树标"，是指习练者练功要有目标，明确知晓功法的内涵和规范化的要求，掌握好习练要领，即每一式从意念、呼吸到动作，应该怎么做，概念要清楚。

所谓"搭桥"，是指习练者学练本功法要讲究方法。倘若方法不对，就难以"达标"。犹如不解决"桥"的问题，就难以到达彼岸。练功经验表明，熟练准确地练好本功法，做到"八准"和"三结合"十分重要。八准是：①意守穴位准；②动息结合准；③起势收势准；④节拍到位准；⑤运行路线准；⑥姿势变换准；⑦步法步型准；⑧眼神配合准。三结合是：①实践理论相结合；②老师讲课和个人学习相结合；③学习功法和学习功理相结合。

俗话说，"师傅领进门，修行在个人"，学练功法主要依靠自己的钻研和努力，只吃"现成饭"，光看别人示范，"照葫芦画瓢"是不行的。

五、通达功理，科学练功

练功实践告诉我们，"学功只学功法，练功只练动作是不可取的"。健身气功·导引养生功十二法是在继承中医传统养生学的基础上，以中医的整体观念、脏腑经络、气血理论、阴阳五行学说及现代医学的有关理论为指导，广泛吸收生理学、解剖学、心理学、哲学、美学、仿生学等编创而成。因此，习练者只有真正科学认识了传统文化的精髓，才能更加充分地理解本功法的内涵，才能知其然而知其所以然，增加练功的自觉性和主动性。

科学练功要做到五个必须：一是必须以科学的态度为首。科学的态度就是实事求是的态度，就是以辩证唯物主义的观点，把养生学和导引术密切结合起来，做到"有的放矢，因人而异，对症练功"。二是必须以功理为指导。就是以中医的整体观念，以及辩证施治、脏腑经络、气血阴阳五行等学说为指导，做到法理相融，把中西医理融于功法之中，而不能就功练功。三是必须以养生为基础。根据自我保健的指南，既做到练养结合，身心双修，又重视导引，尤重养生，而不能单独练功。四是必须以整体导引为根本。注重功法的完整性，力求使意念、呼吸和动作三者导引成为一体，做到"意形结合、重点在意"，"动息结合、着重于息"，而不能忽视意念和呼吸导引的功用，单练动作导引。五是必须以科学保健为目的。注重实际的健身效果，经常体察健康状况的变化（包括自我感觉和定期的体检），及时总结经验教训，探索相关问题巩固功效，实现健康长寿的美好愿望。

六、注重钻研，深化提高

习练者要想学练好健身气功·导引养生功十二法，尚需在实践中不断地探索钻研、深化认识、巩固提高，拓宽健身养生的道路。实践中发现，本功法的很多受益者就很善于总结练功经验，提高练功层次，可谓"养生乐融融，导引心自乐"。由此可见，善养生者决不能只学表面，不究实质，更不能只学会几套功法就满足而止步不前。唯物辩证法告诉我们，一切科学的东西，均是来自实践，再回到实践而丰富之、发展之。科学创新，永无止境，停止不前的观点是形而上学，而不是辩证法。因此，练功时既要善于总结经验、明辨功理，也要反复练习、践行理论，才能在钻研探索中不断提升身心境界。

练功贵在自觉，重在于行。俗话说，高峰无坦途。学练健身气功·导引养生功十二法是走自我健身之路，并攀上高峰，亦无平坦笔直之途，需要习练者在实践中不断探索，排除各种困难，结合实际开拓一条健身之路，坚持走下去，定能提高练功层次，收取祛病健身、延年益寿之效。

第五节　教学须知

健身气功·导引养生功十二法教学是教师和学员共同参与的双边活动，主要是教师运用一定的教学方法和手段使学员掌握功法技术和功理知识，尤其是学会意、气、形的运用法则和锻炼规律，从而改善身心健康、提升精神境界。教学本功法既具有体育教学的一般特点和规律，同时又具有其特殊的教学特点和规律。教学中只有准确把握好教学规律、合理运用各种影响因素，才能使教学活动取得事半功倍的效果。

一、严格遵循教学原则

教学中，如果教学方法不当，或不了解学员的生理、心理等状况，或没有使学员建立正确的学习目的等，可能会导致学员出现生理、心理异常反应和损害身心健康等问题。因此，教师应以负责的精神，切实按照健身气功的项目特点做好教学应遵循的基本原则。一是应以严谨的科学态度，实事求是地讲解功法、功理与作用。切忌故弄玄虚，夸大练功效果，误导学员认知。二是应坚持循序渐进和区别对待的原则。要根据健身气功锻炼的一般规律和学员的具体情况（身体素质及生理、心理状态等）合理安排教学内容和练习量。切忌贪功求快和"一刀切"的教学安排。三是教师在教学中应随时观察、搜集学员练功时的反馈信息（如心率、面色、呼吸、表情等）。对情绪波动大、心境不好的学员可采取谈心等引导的方式稳定其情绪和心态或令其暂停练习，一旦发现异常反应，应该及时加以纠正和引导。四是应注意做好收功这个重要环节。教学中特别是在功法分段时，教师应引导、提醒学员及时收功，方法包括气息归元法、叩齿搅海咽液法、三线放松法、循经拍打法等。五是要注意钻研教材。只有认真钻研教材，对本功法的动作、呼吸、意念及功理与作用有了较深的理解，并且具有较坚实而广泛的中医学及生理学、解剖学、生物力学等理论知识，才能正确教导、指引学员以健康的思想、正确的方法学练功法。若教师对传授的教材钻研不够，理性认识上升不到应有的层面，则教学过程中势必会出现对功法的动作、呼吸、意念及功理与作用等说不清、讲不明的情况，由此就会用主观认识进行讲解，或用其他不相关的理论知识硬拉硬扯地解释，势必会误导学员对功法产生错误的感知，严重影响学练效果。

二、合理设计充分准备

　　课前教师充分准备和合理的教学设计，是学员能否学练好功法的重要条件。要从三个方面做好教学内容的合理设计和课前准备。一是了解学员、分析教学对象。包括了解学员已有的功法技术水平、年龄、性别、兴趣、目的和知识结构等情况，分析学员学练本功法可能出现的困难和问题等，并准备好将要采取的应对措施。二是要选择适宜的教法和教具等。要在明确教学目标、任务和内容的前提下，研究分析不同层面、不同特点的学员的身心状况，再选择具有针对性的适宜教学方法、教学用具等。三是选择的教学内容要符合教学对象的实际情况。要根据学员身心发展的一般特点，设计教学内容的难度、深度、广度和结构等，既不能超出学员接受的限度，又要能促进学员掌握功法技术和提高健康水平。要注意功法教学设计的完整性、连续性和灵活性。每节课既要有相对独立的教学内容，又要注意与上节课和下节课的衔接，还要根据课堂教学实际及时修正教学内容，确保学员在规定时间内能学会完整的功法技术和应有的功法知识。

三、灵活运用教学方法

教学方法既包括教师教的方法，也包括学员学的方法，是教师引导学员掌握功法和理论、获得身心健康而共同活动的方法。教学方法运用中，教师应根据不同的教学任务、不同的动作难易程度、不同的学员认知水平及不同的场地环境等灵活运用不同的教学方法。本功法的主要教学方法有以下几种。

（一）完整与分解教学法

完整教学法与分解教学法是紧密配合、交叉使用的，不是截然分开的，分解只是手段，是为完整地掌握动作规格和动作要领服务的，分解动作基本熟练后，应立即过渡到完整动作。本功法在"意、气、形"配合的教学中，常采用分解与完整相结合的教学方法，一般是先教动作，学员动作熟练后，再逐渐将重点转移到呼吸上，要求动作与呼吸相配合，强调"动息结合，着重于息"，最后向学员提出意念的要求，体现出"意、气、形"三者的紧密结合。

（二）示范法

教师正确优美的动作示范，不仅利于学员观察、模仿动作，建立正确的概念和动作表象，而且对激发学员学练的积极性具有重要的作用。一是示范时机要准确。教师讲授新动作时，在介绍动作名称后，应立即进行示范；但在复习动作或纠正错误动作时，可在讲解和提出关键问题后再进行示范，让学员的注意力集中在关键动作或技术上，以引导学员注意观察需改进的部分。复杂、难度大的动作，可多示范几次；简单的动作，则可以少示范。二是示范方向要得当。以左右移动（如"乾元启运"的开步、并步）、侧伸（如"金鸡报晓"的侧摆）、侧转（如"纪昌贯虱"的转体拉弓、"躬身掸靴"的转体侧后摆臂等）为主的动作，可采用镜面示范或背面示范；以前后移动（如"老骥伏枥"的下蹲马步勾手的动作）、前后屈伸（如"躬身掸靴"的俯身摩运动作及起身动作）为主的动作，可采用侧面示范；若带领学员进行练习，可采用背面示范，方便学员看清动作的路线方向。应根据动作结构选择动作示范的方向，以使学员能完整地看到动作的主要技术。三是示范质量要过关。示范要力求动作标准、姿势优美、富有表现力，使学员感知到动作各个部分的主要技术要领，加深对动作的理解。四是示范位置要合理。既可在队伍的正面、侧面或斜对面，也可在队伍的中间进行示范，选取原则是使学员都有机会看清楚动作。如队伍为横排，示范位置应在与横排两侧成等边三角形的顶端处；如队伍为圆形，可站在圆心或沿内圆进行。教师选择的示范位置，应尽可能避免学员迎风和面对太阳练习，避免不良环境影响学员学习。

（三）讲解法

讲解法主要是利用简明扼要的语言向学员阐明动作的名称内涵、动作规格及要领、动作机理及作用，使学员不仅能理解和掌握正确的动作方法，而且能通过讲解体会其理论内涵。第一，讲解要目的明确，有针对性。在初步掌握动作阶段，学员的动作容易紧张、生硬不连贯，缺乏控制力，讲解不宜太多，主要讲清动作的正确姿势、运行方向、路线及起止点；在复习巩固动作阶段，应对动作细节、呼吸方式、动作与动作之间的衔接及上下肢和手眼的配合技巧等进行全面讲解；在完善动作技术及意、气、形合一阶段，应进一步巩固和提高动作技术，抓住体松心静和意、气、形三者合一的关健，如呼吸的深度、动作的力度等。第二，讲解语言要准确，有启发性。要力求深入浅出，尽量使用术语进行讲解。应正确表述动作要领，并注意所讲内容的逻辑性，注意引导学员在已知的基础上，提高学习效率和动作难度，启发学生积极主动地思考。在讲解过程中可提示动作难点、关键点和易犯错误等，并结合必要的提问，使学员随着教师的讲解积极地思考及回答问题，巩固和提高所学的功法理论或技术动作。第三，讲解语言要形象生动。教师的语言应符合功法的特点、要求和节奏，语言的强弱和缓急要适度，更要通过简明扼要、肯定、生动、形象的讲解激发学员学习的兴趣和积极性。第四，讲解要讲明要点，有顺序性。条理要清楚，切忌忽上忽下、忽左忽右。以单个动作为例，讲解顺序一般是吸气→提肛收腹→手法或手型→呼气→松腹松肛→步法和步型→手法和手型→眼睛注视方向，或者是吸气→提肛收腹→步法或步型→手法和手型→呼气→松腹松肛→步法或步型→手法或手型→眼睛注视的方向。第五，讲解要抓住关键，有递进性。学习开始阶段，讲解应有重点，不宜太多，主要讲清动作的路线和步型、手型的要求就可以了。到了改进提高动作阶段，讲解要深刻全面，对动作细节、意守的位置、呼吸方式、动作与动作之间的衔接及上下肢和手眼的配合技巧等均应系统进行讲解。到了动作运用自如阶段，讲解要有"画龙点睛"的作用，重点抓住"意、气、形"三者之关键，如意守的强度、呼吸的深度、动作的旋度等，均应反复强调，落实到每一个动作中。

（四）提示与暗示法

提示主要是教师在学员练习时采用简短、积极的语言强化正确部分、提示动作要领等，可以提示学员呼吸方式、手法与手型、步法与步型及眼睛注视的方向等。暗示是教师在指导学员练功过程中，通过简短、积极的语言引导学员放松入静的一种形式，能使学员尽快进入自然愉悦的境界。如学员出现动作僵硬、注意力不集中、耸肩憋气、表情呆滞等现象，教师可采用积极的暗示言语（如放松、入静、气沉丹田、心情愉快等），给予学员正确的方法和积极的心理暗示，使学员能放松肌肉、缓解紧张情绪，从而感到轻松舒畅。

（五）练习法

练习法是学员在教师的指导下有目的地反复练习单个动作、组合动作或整套动作，以形成正确功法技术技巧的方法。练习法的种类很多，既有集中注意力练习、念动练习、重复练习、变换练习等方法，也有集体练习、分组练习和个人练习等形式。进行练习时，要使学员明确练习的目的和要求，掌握练习的原理与方法，对学员练习的数量、质量、难度、速度、独立程度和熟练程度等都应有计划地提出要求，使学员由易到难逐步提高，达到熟练、完善。其中，领做练习法是通过一定时间的教学，学员在建立了初步的动作概念后，将动作连接起来进一步实践，学员在教师的带领下进行练习。重复练习法是根据教学的需要，不改变动作结构和运动负荷，按动作要领反复练习的一种方法。在基础阶段，主要目的是使学员反复体会动作的正确要领和建立正确的动作概念；在深入学习和完善阶段，主要目的是进一步改进动作质量，要抓住重点、注意细节、纠正错误，使学员集中精力练习动作，进而提高动作质量。

四、科学安排课程结构

本功法教学课的结构通常由四个部分组成，即开始部分、准备部分、基本部分和结束部分。每一个部分有各自的任务、内容和组织教法的要求，但合起来又是一个紧密联系的整体。根据人体生理机能活动变化的规律，本功法的教学课也要遵循由安静状态进入工作状态，工作能力逐步提高，最后又逐步降低的规律。

（一）开始部分

在开始上课时，一般应由班长整理队伍，报告人数，记录考勤，师生问好。教师宣布本节课的目的、内容和任务等，并提出课堂要求，使学员对本节课所学内容心中有数。

（二）准备部分

准备部分主要是使学员从杂乱的日常思绪中解脱出来，让学员身体各器官系统逐渐兴奋起来，为上课做好身心的准备。通常采用三种方法：第一，调身。做一些伸展四肢和活动各关节的动作，使学员身体各部位得到活动，所运用的动作结构和节奏及肌肉活动的性质应适合这一部分的要求。第二，调息。安排动作与呼吸相配合的练习，做好练功呼吸上的准备。第三，调心。使学员意念集中，心神宁静。

（三）基本部分

基本部分是教学课的主要部分，主要任务是学习功法技术和功理知识，并通过意、气、形的反复练习，使学员达到健身养生和掌握功法功理的目的。主要内容有以下三点：一是在编写这部分教案时，对于教学内容中的动作名称、技术要领、教学要求、教学方法与步骤、易犯错误与纠正、功理与作用、学员的组织形式和练习方法等，均以图文等形式加以详细说明。二是注意教学与练习有机结合，要合理安排教学内容、练习次数、练习时间等，做到讲练结合，精讲多练。三是把教师的主导作用与学员学练的积极性结合起来，合理运用教学手段和练习方法，做到区别对待，因人施教。

（四）结束部分

结束部分的主要任务是放松活动与课堂小结。放松活动一般选用轻、柔、缓、慢的练习内容，如气息归元法、三线放松法、循经拍打法等，可以较快地使身心放松和消除肌肉的疲劳。课堂小结是教师对本节课教学任务完成的情况、学员的优缺点、经验与教训及要努力的方向等进行总结，为今后持续教学做好准备。

第四章

健身气功·导引养生功

十二法答疑解惑

针对本功法学练过程中的重点、难点及常见的疑难问题，本章进行了归纳汇总并简明扼要地给予解答，旨在强化、补充和完善前面几章介绍的内容，帮助习练者更加系统深入地理解功法内涵和学练功法技术。

一、本功法编排"十二"个动作的理论依据是什么？

中国的数字文化与其他文化一样，博大精深，是中华文明的象征，是人类智慧的结晶。本功法的十二个动作即是以此为依据安排的。

《说文》云："一"为东西，"丨"为南北，如此则"四方中央备矣"，故曰"十，数之具也"。所谓"十，数之具也"，表面上好像是说一至十数，数至十而全，其实"十"表现了易学历法的思想。"十"象征中国古代时空合一的宇宙观，即下北上南，左东右西，下北为冬，其数为一、六；上南为夏，其数为二、七；左东为春，其数为三、八；右西为秋，其数为四、九；中央为长夏，其数为五、十。此即古代著名"河图"的内容。所以，《说文》谓之"一为东西，丨为南北，则四方中央备矣"。一个简单的"十"，竟有如此无限的时空内涵，充分体现了汉字文化的简约与博大精深。

《说文》云："二，地之数也。"二，为易之二仪。按照易学观点，奇数为阳，为天数；偶数为阴，为地数。故《易·系辞》曰："天一，地二，人三。"在中国传统的数字文化中，多以对应的二者合二而一，如天地、阴阳、刚柔、仁义、方圆、动静、奇偶、阖辟、雌雄、日夜、上下、左右、前后、好坏……两端，所谓天地之道，一阴一阳而尽之。故张载在《正蒙·太和》云："两不立则一不可见，一不可见则两之用息。两体者，虚实也，动静也，聚散也，清浊也，其究一而已。""感而后有通，不有两则无一。"要之，"一举二也"，"执两以取中"，是古之圣贤处世的秘诀。"惟精惟一，允执厥中"，是中华传统文化的精髓。

这就是健身气功·导引养生功十二法安排十二个动作的简要解诂。

二、本功法每式做八拍的理论依据是什么？

《说文》云："八，别也，象分别相背之形。""八"字左撇为阳，主乎阳气；右捺为阴，主乎阴气。阴阳这样一分则两仪、四象、八极皆立。八极即八卦、八节、八风之谓。自古至今，"八"及"八"的倍数都是充满智慧与吉祥的数字。"八"是一分为二方法论的产物，故《易·系辞》曰："易有太极，是生两仪，两仪生四象，四象生八卦。"八卦继而又分为六十四卦。在远古时期，在时空上，古人就是从"八"个角度来进行思考的。比如，从方位上说，有"东、西、南、北"之分，继而又加上东北、东南、西南、西北，合为"八"个方位；从时间上说，与"八"个方位对应的是东方主春分，西方主秋分，南方主夏至，北方主冬至，东北主立春，东南主立夏，西南主立秋，西北主立冬。这样，时空合二为一，统称八方、八节……。在此基础上，即在八节上，又细分为二十四节气、七十二候，皆为"八"的倍数。这就是本功法每式做八拍的文化内涵。

三、本功法"平沙落雁"安排六拍的理论依据是什么？

一是由于这个动作有一定的难度，习练者（特别是体弱者）做时不容易达标，故将运动量减小到六拍。二是从"河图（图4-1）"来看，一与六共宗而居乎北。一是北方，北方为水，是坎卦"☵"的方位，是阳气开始升起的地方，所以，将生

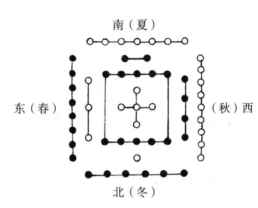

南（夏）

东（春） （秋）西

北（冬）

图4-1　河图推演出八卦

数"一"配置在北方，表示阳气从这里发端，同时将成数"六"也配置在北方，表示有生必有成，叫作"天一生水，地六成之"。这就是本功法第九式"平沙落雁"安排六拍的文化内涵，主要体现通过长期习练本功法，必可达到（有生必有成）强身健体、防治疾病的目的。

四、为何学练本功法特别重视道德涵养？

中国古代思想文化中的养生思想十分丰富，其中修德、养性、长寿的思想独具特色，强调"多练功不如道理清，道理清不如道德真"。儒家之"仁"，实际上就是"道""德"的具体体现。正如《礼记·中庸》中引孔子语曰："故大德……必得其寿。"《论语》中又提出了"仁者寿"的命题。《雍也》篇载孔子语说："知者乐水，仁者乐山。

知者动，仁者静。知者乐，仁者寿。"均是在讲修德有助于延寿。儒、医同源，中医经典著作《素问·上古天真论》也讲，上古圣人"所以能年皆度百岁而动作不衰者"是"以其德全不危也"。唐代医学大家孙思邈把"德行"视为延寿之最根本要素，他在《千金要方》中说："故养性者，……德行不克，纵服玉液金丹未能延寿。"

健身气功·导引养生功十二法同样把道德的修养放在首位，特别注重以德培功，强调"功从德上来、德为功之母"，告诫习练者"欲修其身，先正其心"，将修德与练功喻为鸟之两翼、车之两轮，缺一不可。"意为气之帅"，只有加强道德修养，才能在"不如意者常八九"的人生环境里保持心态、情绪、感情的平稳，从而保证意念活动处于良性状态。这种良性的生命状态，有助于习练者放松和入静，也能够有效避免和应对生活中的紧张状态，保持健康的心理状态。由此可见，涵养道德不仅是练功的基础保证、练功的基本内容和练功在日常生活中的扩展，更为重要的是它也是练功能否达于上乘的关键。

五、为何学练本功法重视人身三宝?

人身三宝，精气神是也。《三元延寿参赞书》云：精者神之本，气者神之主，形者神之宅也，神大用则歇，精大用则竭，气大用则绝。意思是说，"精"是产生"神"的物质基础，"气"是由"精"转变为"神"的媒介，故有炼精化气、炼气有神之说。人的形体是气进行功能活动的场所。过分地用神，可使神不继而歇；过分地耗精，可使精枯而竭；过分地耗气，则使气不足而绝。人必须要爱护精、气、神"三宝"。精充则气足、神全，是健康的保证；精亏、气虚、神耗，是衰老的原因。由此可见，精、气、神三者，是生命存亡的关键。

有关专家在对"肾"的研究中发现，肾与下视丘、垂体、肾上腺皮质、性腺，以及植物神经系统与免疫功能都有一定的内在联系。肾精，不仅具有生殖和生长发育的功能，还具有抵抗不良因素刺激而使人体免于疾病的作用。正如《素问·金匮真言论》所说："夫精者，身之本也。"如果人之情欲过度则会肾虚，从而广泛地影响机体功能，出现腰膝萎软、头晕耳鸣、失眠心悸、健忘乏力、精神不振、发白齿摇等早衰现象。因此，本功法设计以养精蓄锐、滋阴补肾为主的"纪昌贯虱""躬身掸靴""犀牛望月"等动作，以此来体现"任督两脉巧结合，百脉接通精不竭""命门神阙相对接，阴虚肾病远离我"的养生理念。

六、学练本功法如何调和情志？

中医学把人的情志活动归纳为"喜、怒、忧、思、悲、恐、惊"，合称"七情"，并认为七情郁结是内伤的主要致病因素。生活中怎样调整情志？《类修要诀》云："劝时人，须戒性，纵使闹中还取静，假若一怒不忘躯，亦至血衰生百病。耳欲聋，又伤眼，谁知怒气伤肝胆。血气方刚宜慎之，莫待临危悔时晚。"意思是劝人须戒除情志的过极，即使身处闹市亦应尽量平静自己的情志；在养生的情况下，如果发怒，会导致血虚衰而生百病，因为怒则伤肝胆。血气旺盛时应注意保健，不要等到疾病缠身时后悔莫及。

《兰室秘藏》云："喜怒不节，起居不时，有所劳伤，皆损其气。气衰则火旺，火旺则乘其脾土，脾主四肢，故困热，无气以动，懒于语言，动作喘乏，表热自汗，心烦不安。"用现代话来说，就是人的情志喜怒不加以节制，起居作息没有规律，或过度劳累损伤形体，都会损耗气。气虚阴亏，火动于中，影响脾胃，人就会感到烦热气怯，懒于语言，动辄气促乏力，表虚而表热，自汗心烦。《养生寿老集》云："人生不怕难，就怕愁莫展，能求苦中乐，再难也要活。"这告诉我们，遇事宜保持心胸开朗，从宽处着想，再苦的事，再难的关也能过去。张介宾对调气有深入透彻的论述，认为"夫百病皆生于气，正（指言、行、坐、立四正）以气之为用，无所不至，一有不调，则无所不病"，明确指出，气之不调，乃病之所处。

本功法功前准备时，以"意守丹田封七窍"之法取得"夜阑人静万虑抛"静脑之效；练功过程中，要求习练者宁神意守（如第一式要求意守丹田，第三式要求意守太渊等），修身养性，无视无听，耳目不淫，心无他图，抱神以静，正心在中；功后要求"吞津炼精，神宁体松，理气和中"。实践证明，这些具体要求在静化大脑、调整情志、促进健康、防治疾病等方面具有显著作用。

七、学练本功法为何重视固肾壮腰调补先天？

肾，左右各一（包括命门），位于腹部，其经脉络膀胱，与膀胱互为表里，在体合骨，开窍于耳。其功能为肾藏精，为生育生殖之源，主骨生髓，主五液以维持体内水液代谢的平衡，听力即肾气之所充。肾之生理功能极为重要，为人体生命之根，故古人称肾为"先天之本"。一个人从降生，经童年、少年、青年、壮年直到老年的过程，实际上就是肾中精气盛衰的过程。

《素问·上古天真论》云：女子七岁，男子八岁左右，肾气渐充，就有齿更发长的变化；女子十四岁左右，男子十六岁左右，肾气旺盛，生殖机能开始成熟，于是女子有月事以时下，男子有精气溢泻的变化，阴阳相合就能生育子女。女子三十五岁，男子四十岁以后，肾气渐衰，生气日减，而五脏六腑的精华日损。女子四十九岁，男子六十四岁左右，天癸竭，月经闭止，精少，不能再生育子女，同时形体也随之渐渐衰老。所以自古以来，健康长寿的秘诀基本上都是从护肾这个角度提出的。人的体力和智力的根本也在于人体肾脏机能的好坏。《黄帝内经》把肾称为"作强之官，伎（技）巧出焉"。所谓"作强"，是指强壮有力；所谓"伎巧"，是指聪慧灵敏。

概而言之，人体的成长、发育、牙齿、毛发、生育等均与肾气有着直接和间接的联系，故肾精只宜固藏，不宜泄露。而人生却泄露者多，故肾病多虚症。若禀赋薄弱，劳倦内伤，房室不节，生育过多，久病失养等，均可损伤精气而发生多种疾病。本功法中的"纪昌贯虱""躬身掸靴""犀牛望月"等动作，通过躬身折体、左旋右转、屈膝盘根、意守命门和侧蹬捻涌泉畅通"贯脊属肾"的督脉、膀胱经脉、任脉等，从而达到滋阴降火、滋养肾阴、温补肾阳、纳气归肾、强身健体、增智益聪的目的。

八、学练本功法为何重视和胃健脾补益后天？

脾位于腹中，其经脉络胃，与胃为表里，在体合肉，开窍于口；其功能是主运化输布营养精微，升清降浊，为营血生化之源，五脏六腑四肢百骸皆赖以养；具有益气、统血、主肌肉四肢等重要的生理功能，故古人合称脾胃为"后天之本"。《寿亲养老新书》指出："饮食进则谷气充，谷气充则气血盛，气血盛则筋力强，故脾胃者，五脏之宗也，四脏之气皆禀于脾，故四时皆以胃气为本。"也正如《脾胃论》所说："元气之充足，皆由脾胃之气无所伤，而后能滋养元气。""胃虚则五脏六腑、十二经、十五络、四肢皆不得营运之气，而百病生焉。"均是在告诉人们调理脾胃是健康长寿的保证。

补益后天，和胃健脾的办法有很多，总的来说，不外乎节饮食、适寒暖、调情志三个方面。本功法非常重视补益后天、和胃健脾，不仅要求习练者通过意守而调整情志，避免因情志剧烈波动使主管消化的脾胃功能减弱，而且还主张不饥不食、未饱即止、食宜缓些、食宜淡些、食宜暖些、保持食欲、少吃多受益。此外，本功法要求做到动作与细、匀、深、长的腹式呼吸相配合，可以增加横膈膜上下移动的幅度，也有效提高了脏腑的蠕动力，增强对脾胃的按摩和功能的改善。

九、何谓健身气功的"思、虑、智"养生法？

《内经讲义》云："思为反复思考，虑即深谋远虑。"人们对事物的认识和处理事物的行动，是否合乎客观实际，必须一再思虑。针对具体情况，采取正确的方法和步骤，才能保证完成所要达到的目的。所以《灵枢·本神篇》说："因志而存变谓之思，因思而远慕谓之虑，因虑而处物谓之智。"这是讲依据认识反复思考事物的变化，谓之思；思考后有推想，称为虑。思虑后能定出处理事情的方法，称为智。这种"思、虑、智"养生法，是中国古代传统养生文化的精华，是广大健身气功习练者由形入道、修养心性、提高记忆的指导思想。

十、本功法习练的 "总诀" 是什么?

总诀共由 "八诀" 构成, 分述如下:

眼法诀

手眼身步眼为先, 处处相合紧相连;
动作快时眼亦快, 动作慢时眼亦缓。

心法诀

意气相随身为伴, 神形共养意为先;
动静虚实心为主, 炉火纯青艺非凡。

步型诀

弓马虚丁盘根歇, 顺项提顶勿歪斜;
松腰敛臀身中正, 舒展大方稳为岳。

步法诀

进退轻灵随身转, 举手投足主悠然;
干净利落轻逸稳, 皆具尺度显矫健。

气法诀

实腹畅胸安五脏, 气沉丹田宜鼓荡;
腹乃气根贯四稍, 外顺内和是良方。

腿法诀

腰腿相随成一体，轻盈稳健脚抓地；

动如飞燕轻灵灵，干净利索神奕奕。

身法诀

动静虚实起伏落，腰为主宰身法活；

欲动手来身先动，欲动身来腰先合。

综法诀

健气十二重合一，手眼肩胯踝趾膝；

首尾辉映上下照，俱在此中寻真谛。

十一、学练本功法为何强调舌抵上腭？

舌抵上腭，也称"搭鹊桥"，可通任督两脉，有助于人体真气运行，取得祛病强身的效果。这是因为任脉起于会阴部，上至毛际，沿腹内上过关元，至喉咙，上行颏下承浆穴（在颏唇沟的正中凹陷处），走面部深入目内；督脉亦起于会阴部，行于脊柱，上行至枕骨部下方的风府穴，进入脑内，至巅顶沿额下行达鼻柱、龈交与任脉及足阳明二经相会，故舌抵上腭可将任督二脉连接起来。根据"人能通此二脉，则百脉皆通"的记载，故本功法强调舌抵上腭。

十二、学练本功法如何做到柔而不软，韧而不僵？

"柔而不软、韧而不僵"是功法演练水平较高的标志之一。谚语云："柔而不软在于韧，刚而不僵在于松。"又云："臂有力而肩僵，拳之挥动何能自如，犹如角弓之无弦，箭从何发？"说明练功要在"韧""松"二字上下功夫。前辈告诉我们："柔在静中取，韧在动中求。"意思是说，要达到人体各部既要柔软又要坚韧的练功效果，应采用动静结合的训练方法。本功法的每一法均使用了这种训练方法，只要坚持练功自能达到柔而不软、韧而不僵的境地。

十三、学练本功法为何宜吸气提肛，呼气松肛？

脱肛、痔疮、便秘是人们日常生活中的常见病、多发病，严重地困扰着人们的工作、学习等。实践表明，坚持习练本功法是防治此类疾病的有效方法。由于"吸气肛门紧缩，呼气肛门放松"，可促使横膈肌、腹肌及肛门周围的肌肉组织的功能改善，不仅能增强肌肉力量，而且可以促进血液流通，有助于预防上述疾病发生或发展。此外，吸气提肛、呼气松肛的锻炼方式，对某些消化系统疾病的预防亦有良好的作用。

十四、本功法第四、五、六式为何要求意守命门？

中医理论认为，命门贯脊属肾，主固肾壮腰，生精补髓，其穴位于第二腰椎棘突下，与肚脐前后相对，不仅具有滋补肾阴、温补肾阳、纳气归肾的作用，而且对各脏腑的生理功能起着激发和推动的作用，从而增强人体生命力，强身健体抗衰老。《类经附翼·求正录·三焦包络命门辨》云："命门者，为水火之府，为阴阳之宅。"又云："命门之火，谓之元气；命门之水，谓之元精，五液充则形体赖而强壮，五气治则营卫赖以和调，此命门之水火，即十二脏之化源。"据此，练习本功法第四、五、六式要求意守命门，以达应有之功效。

十五、练习本功法产生的唾液为何分三次咽下？

分三次咽下，主要有以下意义：

第一，符合传统习惯。根据清朝汪中《述学》释"三九"记载："凡一二之所不能尽者，则约之以三，以见其多；三之所不能尽者，则约之以九，以见其极多。"表明天地之计数，始于一，约之三，终于九。故津液分三次咽下是富有民族特色的。

第二，在《周易》中，"三"是象征着天、地、人"三才之道"或"三极之道"的一个数字。在中国数字文化中，"三"是一个非常重要的数字。正如孔子所说："一贯三为王。"意思是说，能够融合贯通天、地、人"三极之道"之人，方可称王。

第三，在古代数字文化中"以三为多"。这一特点在汉字的构成中体现得很明显。以"五行"中之金、木、水、火、土为例：三金为"鑫"，形容金多；三木为"森"，形容树木多；三水为"淼"，形容水大；三火为"焱"，形容热度高；三土为"垚"，形容山高。此外，还有三人为"众"，表示人多；三石为"磊"，形容高大；三日为

"晶"，形容明亮……

第四，在古代数字文化中"以三为礼"。如拜访亲友时，敲门最有礼貌的做法是敲"三"下；晚辈给长辈拜年，行鞠躬礼时，一般是"三"鞠躬。

第五，在数字的限制上"以三为界"。如人犯一般的错误时，第一次可以原谅，第二次也可以理解，第三次就不能饶恕了，这体现了"事不过三"。

故练习本功法产生的唾液也传承了分三次咽下的规矩。

十六、何谓气功中的"三田""三关"？

古人称精气神为"三宝"，视丹田为储藏人体精、气、神的地方，因此对丹田极为重视，有如"性命之根本"。丹田分上丹田、中丹田、下丹田，简称"三田"。关于"三田"的具体位置，历来有很多说法。较为普遍的说法是：上丹田指的是眉心的位置，中丹田指的是心窝部分的区域，下丹田大体是肚脐周围的部分。还有一种说法认为：上丹田叫"泥丸"，在头顶百会穴；中丹田叫"绛宫"，在胸部膻中穴；下丹田为脐下小腹部相当大的一块区域，包括关元、气海、神阙、命门等穴位。

"三关"，一般是指督脉上的三个部位。《金丹大成集》说："脑后曰玉枕关，夹脊曰辘轳关，水火之际曰尾闾关。"玉枕关在后脑部位，为仰卧时后脑正中着枕处；夹脊关在背部，为两肘尖连线的中点处；尾闾关位于脊椎骨的最下端，上连骶骨，下端游离，在肛门后上方。

十七、"收势"时要求吞津咽液的作用何在？

关于吞咽津液的作用，古今学者多有论述。东汉青铜镜铭文云："尚方作竟（镜）真大巧，上有仙人不知老，渴饮玉泉饥食枣，浮游天下敖（遨）三（四）海，翡（飞）回名山采芝草。"三国时期百岁老人皇甫隆说："人当朝朝服食玉泉，使人丁壮有颜色……玉泉者，口中唾也。……早漱津令满口乃吞之，名曰炼精。"《抱朴子》云："能养以华池，浸以醴液，凌晨建齿三百过者，永不动摇。"《黄庭外景经》亦云："呼吸庐间入丹田，玉池清水（唾液）灌灵根，审能修之可长存。"这告诉我们，调理呼吸，使所吸之气入于下丹田，这样灵根本元即可得到灌养，则有助于健康长寿。张君房在《云笈七签》中云："饮玉泉者，令人延年，除百病。"高濂在《遵生八笺》中云："闭目冥心坐……赤龙搅水津，漱津三十六，神水满口匀，一口分三咽，龙行虎自奔。"《医学心悟》云：唾液乃"治阴虚无上妙方"。

古人造活字，即舌旁之水（氵）为活，千口水（唾液）为活。现代医学研究证明，唾液内含有的球蛋白、黏蛋白、氨基酸、淀粉酶、溶菌酶、碱性离子、免疫球蛋白和各种微量元素等有助于改善糖代谢，维持血糖恒定。概而言之，唾液充盈，常含而咽之，能助消化润五脏，补虚劳增强抵抗力，强壮体魄，延年益寿。故本功法在收势中设计有"赤龙搅海"，以增加琼浆、玉液，并分三口咽下，有助于身体健康。

十八、学练本功法为何要重视四时修身?

根据一年四季春、夏、秋、冬的气候而修身养生,也是学练本功法应遵循的原则。众所周知,自然界的一切事物都有其内在规律。例如:一年四季有春、夏、秋、冬;一天之中,有白昼、黑夜,如此往复,循环不已。生物学家告诉我们,"地球上的生物,也显示出相应的季节与昼夜变化。植物的萌芽、生长、凋谢、枯萎,以及春华秋实,春种秋收;动物的冬眠,候鸟的迁徙,都有着严格的季节规律。即使是在一天之中,也是如此,雄鸡在黎明前报晓,青蛙在傍晚时歌唱;白天工蜂采蜜、蝴蝶飞舞,夜间老鼠出洞、猫头鹰捕食。它们的活动都有着各自的时间规律,年年如此,代代如此。"因此,有专家认为,最早发明时钟的并不是人类,而是大自然本身。在人类发明钟表以前的漫长岁月里,生物界就已经用精巧的"活时钟"来计量时间了。这种活时钟,现在被称为"生物钟"。

生物钟担负着人体与外界环境平衡和适应的重要任务,保证着人体各系统、器官机能代谢的正常进行,从而使人不易生病。但是,在现实生活中,很多人不知遵守生物钟的规律,经常熬夜工作,起居失常,长期过所谓的夜生活,岂不知这是在破坏人体生物钟规律,会损伤自己的身体。曾经有一位煤矿工人,他未退休之前身体非常结实。然而,退休后,由于他上班时的生活规律遭到破坏,而新的生物钟又没有及时建立起来,加上不注意养生与锻炼,从而造成身体机能下降,周身血液循环发生障碍,经络阻滞不通畅,仅仅两年就去世了。凡此种种,表明人保持规律地生活,使生物钟正常运转是非常重要的。

北宋汪洙编的《神童诗》中有一首广为流传的诗："春游青草地，夏赏绿荷池，秋饮黄花酒，冬吟白雪诗。"这首诗生动地描写了一年四季人的生活情趣，也说明四季气候分明，气温反差很大。人们养生应随着四季不同的气候，调整衣着、运动量、作息时间等，以适应自然气候变化，保持与外界万象吻合，从而达到人体阴阳平衡。养生不仅要顺应自然变化，还要适应四时调摄饮食，学会增减五味之法以调养五脏之气：春省酸增甘，暖宜平补，以养脾气；夏省苦增辛，热宜清补，以养肺气；秋省辛增酸，燥宜润补，以养肝气；冬省咸增苦，寒宜大补，以养心气。需要强调的是，人们还宜顺应四时，安排好练功项目。春属木，肝属木，春季多练疏肝的动作；夏属火，心属火，夏季多练强心的动作；秋属金，肺属金，秋季多练养肺的动作；冬属水，肾属水，冬季多练强肾的动作，可更加有针对性地增进身心健康。

十九、什么是应时练功？应时练功有何好处？

中医理论指出，一天分为十二个时辰，分别用十二个地支来体现。十二时辰、十二经脉与人体脏腑有着对应关系，即肺寅大卯胃辰宫，脾巳心午小未中，申膀酉肾心包戌，亥焦子胆丑肝通。其中大指大肠，小指小肠，膀指膀胱，焦指三焦。如表4-1所示。

表4-1　人体十二经脉盛开时辰对照表

脏腑	胆	肝	肺	大肠	胃	脾	心	小肠	膀胱	肾	心包	三焦
地支	子	丑	寅	卯	辰	巳	午	未	申	酉	戌	亥
时辰	23	1	3	5	7	9	11	13	15	17	19	21	23

经络学说告诉我们，经络盛开有着一定的时间规律，分别是：胆经为子时，肝经为丑时，肺经为寅时，大肠经为卯时，胃经为辰时，脾经为巳时，心经为午时，小肠经为未时，膀胱经为申时，肾经为酉时，心包经为戌时，三焦经为亥时。因此，要想防治疾病，宜在本经盛开的时辰习练相应的功法，对防治本腑或本脏的疾病有益。例如，寅时练习"双鱼悬阁"，由于指腹随身体的转动对肺经的原穴太渊有良性刺激，根据"五脏有疾，当取十二原"的法则，故有助于防治肺部疾患。再如，酉时练习"躬身掸靴"，由于该动作要求身体左旋右转和大幅度躬身转体，可作用于贯脊属肾的督脉，故经常练习"躬身掸靴"，对滋补肾阴、温补肾阳、纳气归肾、固肾壮腰、健脑增智有着显著的效果。

二十、为何宜"位北面南"练习本功法？

《易·说卦》云："圣人南面而听天下，向明而治，盖取诸此也。"南方尽得天阳之德为八方之贵位。以明代北京城为例，从内城和外城的格局来看，外城在南，为乾，为天，为阳；内城在北，为坤，为地，为阴，以此来体现乾坤照应、阴阳合德的思想。例如，北京的天坛、地坛、日坛、月坛和社稷坛五坛，由于天坛是天子祭天的地方，故它在北京城的南端。根据此理，外城内侧的建筑物的位置和形状，也均体现了南为天、为乾、为阳的思想。为阳即向阳，可以取得良好的日照。再如，中国寺庙大殿绝大多数也是坐北朝南的。因此，练习本功法宜采取面南背北的方向。在实际练功中，由于生活、工作、居住条件等因素的影响，可不必拘泥于固定的方向，只要习练者自我感觉身心舒畅、视野比较开阔、外界干扰比较少即可。

二十一、练习本功法是要求紧扎腰带，还是衣着宽松？

练习本功法不应紧扎腰带，理由有三点：一是宽衣松带有助于气血畅通，紧扎腰带会让气血受阻。《灵枢·经脉篇》说："经脉者，所以能决生死，处百病，调虚实，不可不通。"这是说经络畅通，气血运行无处不至，在祛病强身中具有极其重要的作用。紧扎腰带不利于经络畅通、气血运行。二是演练本功法要求柔和连贯、轻飘徐缓，既像春蚕吐丝，连绵不断，又如行云流水，相连无端。所以，穿上宽松的衣服练习此功，不仅能使功法和衣着浑然一体，协调自然，而且显得动作舒展大方，飘逸潇洒，给人以美的享受。三是衣着宽松便于练功，促使动作协调，运动自如。因此，练习本功法不应紧扎腰带，而应衣着宽松。

二十二、一次练功多长时间为宜？

练功实践表明，练功时间的长短需因人而异、灵活掌握。以练呼吸为例，如果作为保健或作为巩固功效而练功，每天起床后和熄灯前各练0.5~1小时就可以了。如果处于半休为康复疾病，每日练功时间约2小时即可；全休者每日练功根据情况可适当延长至3小时。练习本功法，每日练功1小时左右即可。如年龄较小、身体又无疾病，练习时间可适当延长。无论是为康复疾病，还是为保健养生，每天练功的时间最好固定，这样容易形成特有的条件反射，有助于提高练功效果。

二十三、如何使本功法练习的运动量适中？

生理学告诉我们，运动量可以用脉搏的次数来衡量。在锻炼后的3分钟内，脉搏能够恢复到正常，这个运动量就比较合适。运动前可以测一下自己的脉搏，假设是72次/分钟，锻炼结束3分钟后再测一下脉搏，如果能够恢复到和运动前所测的数值基本一样，那就说明这个运动量是合适的。

也可以用心跳次数来衡量运动量。计算方法是用运动时的最高心率加上年龄等于170，这个心率就是合适的。比如说，一个70岁的老人，他锻炼时的心率最多就是：170-70=100（次），超过100次就说明他的运动量过大了；50岁的人，他锻炼时的心率就应该是：170-50=120（次），以此类推。

还可以通过自我感觉来调整运动量。如果锻炼后出现四肢乏力、失眠、食欲不振、精神萎靡，那就有可能是锻炼过量了，应该考虑调整运动量。一般来说，一个人，包括中老年人、身体有疾病的人，每天进行30分钟至1小时柔和缓慢的运动，既对身体健康有好处，也基本上不会造成身体不适。从养生的角度来说，年轻人也要防止运动过量。

二十四、女性在经期是否应该坚持锻炼？

应该停止锻炼，特别是剧烈运动一定要停止。有的女运动员，经期正好赶上比赛还坚持参加，有的则采取一些办法推迟经期，这些做法于健康而言都是不妥的，因为它违背了人的生理规律。但女性在经期可以做些舒缓的运动，并不是完全不能动。

二十五、"三班倒"的习练者如何安排练功时间？

很多人常年早班、中班、夜班"三班倒"，不知该如何合理安排练功时间。针对此现象，有专家做了如下安排：上早班时，最好早晨五点左右起床，把练功时间安排在上班之前，这样既练了功，锻炼了身体，又不影响工作，尚可使一天的精力旺盛，提高工作效率。上中班时，练功可安排在上午，待用过午餐稍休息一下后上班，也有益于身体和工作。上夜班时，由于工作了一夜，精神紧张，身体疲劳，下班后最好先睡眠休息，养精蓄锐，练功可安排在下午四五点钟或上夜班前。此外，"三班倒"者可抓住一些零散的时间练习，如工间操时间等；还可以根据个人的具体情况，选择其中的若干动作随时随地进行，自可消除疲劳。

二十六、为何刚练完本功法不宜马上用餐？

学练本功法，特别是较长时间练习时，需要有大量血液运送氧气和各种养料供给人体肌肉细胞，并带走二氧化碳和各种代谢废物。为了完成这项繁重的任务，人体只能暂时调动其他器官和系统的血液来保证肌肉工作的需要，消化系统的血液必然也在被调用之列。如此，由于身体供给消化系统的血液减少了，便降低了消化系统的机能水平，刚练完就用餐则不利于人体的消化吸收。一般来说，练功后休息0.5小时再进餐较为适宜。

二十七、为何饱食后不宜马上练习本功法？

本功法是运动周身的导引动功，对意、气、形等各方面有严格要求，也有一定的运动量。饱食后马上练功，此时大脑皮质管理肌肉运动和呼吸的神经中枢将处在较强的兴奋状态之中，这样就相应减弱或抑制了大脑其他部位的活动，抑制了管理消化器官活动的神经中枢，因而减弱了胃肠道蠕动，也减少了消化液的分泌，长期如此练功，恐对身体健康不利，故饱食后不宜马上练功。通常来说，饭后0.5小时再开始练功较为合适。

二十八、练习本功法后是否可以立即洗澡？

练功当中会出汗，如果练功后马上洗热水澡，助长了阳气的损伤，则会伤身。又因为出汗时皮肤表面是张开的，如果立即洗冷水浴，皮肤遇冷水会收缩，尽管有人说这样可以锻炼皮肤的弹性，但中医讲"血遇寒则凝"，冷水的刺激可以使血管中的血液流动变缓，严重者还可以引起心、脑动脉痉挛，直接影响心脏和脑部的血液供应，从而诱发心肌梗塞和大脑功能障碍。因此，运动后不能立即洗冷水澡。正确的做法是，休息片刻，待汗落毕，心率正常后，用温水洗个澡，这就符合养生要求了。中医讲过热、过寒都不好，需要平和，既不伤阳，又能养阴。吃饭要吃温食，喝水要喝温水，同样是这个道理。

二十九、盛夏练习本功法如何预防中暑?

本功法的运动强度并不大,盛夏练习通常不会中暑。但是,对年老体弱者来讲,夏天特别是伏天,天气闷热,太阳光直射人体,在这样的环境中练功,也有中暑的可能。练功时,习练者体内新陈代谢增强,产热增多,需要不断地及时散热,体温方能维持正常。如果此时在酷热无风的条件下练功,汗的分泌、蒸发就会受阻,热就会积于体内,体温则迅速升高,有可能发生中暑。生理学家告诉我们,为了预防夏季练功时中暑,应穿浅色、单薄、宽松的服装,并应准备解热消暑的冷饮料,如绿豆汤、含0.1%~0.2%盐的开水等。在室内练功时要注意通风。在烈日下练功时,可戴白色凉帽保护头部。夏天最好在早晨或上午练功,练习时间不宜太长,要安排适当的休息时间。此外,平时可坚持在较热的环境中锻炼,逐步提高身体的耐热能力。

三十、隆冬练习本功法如何预防冻疮?

隆冬季节,气候寒冷,北方更甚。由于本功法运动强度较小,加之做动作时手、脚、耳廓、鼻尖、面部等处均显露于外,室外练功极易发生冻疮。预防冻疮的办法有很多:①从秋季开始直至冬季,坚持室外练功,提高人体的耐寒能力。②衣服、鞋袜要温暖舒适,防止过紧影响局部血液循环,同时鞋袜要保持干燥,练功后潮湿时应及时更换。③练习前做好功前准备,以促进周身血液循环,提高抗寒能力。④冬季练功可戴防寒用具,特别是年老体弱者和重病患者,如手套、耳套、帽子等。

⑤如果已经发生了冻疮，千万不要用火烤和用过热的水泡，可将生姜切成片，轻擦患处，还可用手轻轻摩擦或涂抹冻疮膏。如已溃破，不宜摩擦，可涂紫药水或消炎软膏，防止感染并帮助其尽快痊愈。

三十一、手术伤口愈合后是否能练习本功法？

就一般手术而言，本功法不仅能术后练习，还对伤口愈合、肌肉再生、恢复健康有益无害。因为动手术之人，往往失血过多，会造成急性贫血、血压降低、呼吸和心跳减缓等。中医学认为："有余者泻之，不足者补之。"而通过调息、调心、调身的功法练习，可促进血液循环，有助于将食物的精华转变为阴精而滋养形体、调补五脏、充养元气。实践告诉我们，术后可根据具体情况进行循序渐进的、有针对性的功法练习，这对疾病的康复是有好处的。

三十二、如何预防练功出现偏差？

总结练功实践和经验，注意以下方面可预防练功出现偏差：①在训练有素的教师、社会体育指导员指导下练功。因为气功是一门科学，内容丰富多彩，理论性较强，不是光看几篇介绍或听几次讲课就能完全学会、理解。特别是对一些封建迷信的内容，初学者不易识破，容易上当，需要真正懂行的老师或指导员指点，否则容易出现偏差。②不要杂练功法。应针对个人的健康状况选择适合自己的功法长期坚持。不要贪多求全，不要只从个人兴趣出发。因为药不分贵贱，治病则优；功不分高下，健身则良。一种功能使人健康长寿，就无须再练他功，这样既省心力，又节体力，既功效显著，又不会出现偏差。③应遵循循序渐进的原则。因为练功的过程是一个自我调节机体内部潜能的过程，这种效果是随着练功进展、功夫的提高而不断表现出来的。因此，练功一定要循序渐进，欲速则不达。④严防意念过重。在练功中意守过重或有意追求某种表象则极易出现偏差。练功时关于意守的正确要求是"绵绵若存，似守非守，似无似有，又无又有"，对初学者来说尤其重要。⑤练功时精神和肢体均要高度放松，做到松静自然，不僵不拘。只有这样，才有助于排除杂念，易于入静，精神集中。⑥练功期间要心情愉快，严禁"七情"波动；要合理安排起居饮食、性生活等，做到生活规律。⑦避免惊动。练功时，特别是夜深人静练功时，应尽量排除周围环境的干扰。一旦出现惊动，应及时调整使心情平静下来。做到上述这些，通常就可预防练功出现偏差。

三十三、为何有人练功会出现呼吸短促、心烦意乱？怎样防治？

在知理明法教师的指导下，按功法要求练功，是不会出现呼吸短促、心烦意乱等现象的。有人练功出现了上述情况，是练功出现不良反应的表现，应引起足够重视。

关于有人练功时或练功后出现呼吸短促的情况，一般是由于练功时姿势不当或呼吸不得法所致；或因含胸太甚，或因挺胸太过，使呼吸受阻；或因一味追求细、匀、深、长的腹式呼吸，违背循序渐进、量力而行的原则，使呼吸肌特别是横膈肌过度疲劳；或因呼吸停闭时间过长，使体内缺氧等。

关于练功时或练功后出现烦躁不安的问题，根据心理学可知，多发生在神经系统不稳定的人，以及性格暴躁和小心眼儿的人身上。这些人的思想比较敏感，有的显露于外，有的隐藏于内，往往会因情绪波动而生病。如当听到别人说练功练不好还会出现偏差时，他们很快就会紧张和矛盾起来，想练功，又怕练功出错，于是出现心跳加快、烦躁不安的现象。此外，意守过重或意守头部也容易出现烦躁不安的症状。

纠正这些不良反应，主要应根据引起的原因分别进行解决：凡含胸太过、挺胸太甚所致者，应在练功前和练功中取好练功姿势，使身体中正安舒，周身放松。凡呼吸用力或过于紧张所致者，应减少对呼吸的控制，不勉强从事。凡停闭呼吸过度所致者，应改用自然呼吸法。凡精神紧张、心里矛盾所致者，宜注意练功时先调整情绪，排除矛盾心理和一切杂念，使自己心旷神怡。凡意念过重所致者，应做到意守火候适度，不强求，不死守，宜绵绵若存，似守非守。做到上述这些，一般练功的不良反应就可以得到纠正。如果这样无效或效果不显著，应立即停止练功。古人说："不患念起，唯患念迟，念起是病，不续是药。"指出纠正练功出现不良反应最理想的药，是不要延续练功。

如果停功后仍无好转，请到医院接受治疗。待不良反应消逝后，再根据有经验老师的指导，慢慢恢复练功。

三十四、学练本功法如何才有助于延缓衰老?

众所周知,蜉蝣朝生夕死,松柏万年常青。每一种生物都有一定的寿限,人也不能超越这个自然规律。生理学告诉我们,人的衰老是可以延缓的。为了延缓人体衰老,本功法强调在持之以恒练功的基础上,习练者要做到以下几条:①保持心理健康。做到情绪乐观、热爱生活、胸襟开阔、积极进取,遇事不患得患失,保持得意之时莫猖狂,失意之时莫绝望。②注意饮食卫生。不暴饮暴食,饮食宜定时、定量,少进食动物脂肪,多吃蔬菜、水果,要注意营养全面。③戒烟、少酒或戒酒。④劳逸结合,生活有度。欲人生添寿,宜兴趣多样化。⑤呼吸新鲜空气,适当进行日光浴。⑥预防各种传染病。⑦严格避免乱用药物。

三十五、为何学练本功法有助于防治神经衰弱?

运动生理学告诉我们,大脑是控制人体各种生命活动的"最高司令部",人体中每个器官、系统都是在大脑的统一指挥下,完成各自既精细又复杂的独特机能,从而保证人体的正常生理活动。然而,由于人们长期不规律的生活习惯或长期劳累、焦虑所导致的神经兴奋性过高,诱发精神及身体出现某些不适,从而逐渐形成神经衰弱。

轻微的神经衰弱,会让人出现入睡困难等,对于正常的生活环境刺激表现出过度反应,从而出现易怒、烦躁等症状。中度的神经衰弱,可以使人出现躯体方面的症状,包括食欲下降、全身乏力及注意力不能集中等。比较重的神经衰弱,会有两极分化的特点,如出现意志方面淡漠或焦躁、易怒、暴力等倾向，如果在此阶段不进行健康生活方式的调整及心理疏导等，可能会导致精神性或心理性疾病。

学练健身气功·导引养生功十二法，要求习练者思想集中，精神内敛，全神贯注，动作缓慢柔和，呼吸深长匀细，以静养神，以动练形，气运其中，形气神三调合一。实践表明，这种锻炼方式有助于神经衰弱者大脑皮层兴奋与抑制两大过程转化为相对平衡状态，有助于肝、心、脾、肺、肾等脏腑的协调，从而改善神经衰弱的状况。

三十六、为何学练本功法有助于防治心血管疾病？

《素问·五脏生成论》云："诸血者，皆属于心。"《素问·痿论》云："心主身之血脉。"这都是在说血液运行有赖于心的推动。心血不仅能营养人体周身各部组织，还能滋养心脏本身。心血是神志活动的物质基础之一。心血旺则血脉充盈，面色红润，精神饱满；心血虚则心悸健忘，惊恐不安，失眠多梦，面色无华。健身气功·导引养生功十二法强调以动养形、动求适度的健身思想，本身就利于促进人体气血的规律性循环运动，加之通过意守劳宫、手抠劳宫、两掌对摩劳宫等进行强化刺激，更加有助于畅通手厥阴心包经、手少阴心经，对于防治心血管疾病大有裨益。

三十七、为何学练本功法有助于防治呼吸系统疾病？

中医临床经验表明，呼吸系统疾病与"肺、脾、肾"三脏有关，治疗宜从调节三脏相关经络入手。太渊为手太阴肺经之原穴，是其脉气深入留止之处。肺朝百脉，脉会太渊，故取太渊可防治呼吸系统疾病。健身气功·导引养生功十二法的第三式"老骥伏枥"和第七式"芙蓉出水"意守太渊，以及功法中多次出现的"叠腕、切腕、翘腕、屈腕、旋腕、捻太渊"等动作，可有效畅通手太阴肺经和手阳明大肠经，从而起到防治呼吸系统疾病的作用。

三十八、为何学练本功法有助于防治消化系统疾病？

中医理论认为：胃是六腑之一，其经脉络脾，与脾互为表里，主受纳与腐蚀饮食，胃所化生的水谷精微通过脾之运化，输布于五脏六腑，营养全身，故脾胃合称"后天之本"。消化系统疾病多由脾胃经阻隔、气滞血瘀、情志波动、七情失调、中气不足、腹肌乏力等因素造成。本功法的第一式"乾元启运"、第二式"双鱼悬阁"、第八式"金鸡报晓"、第十式"云端白鹤"、第十一式"凤凰来仪"、第十二式"气息归元"等均要求意守丹田。古人认为，丹田和人体生命活动的关系最为密切，是"性命之祖""生气之源""五脏六腑之本""十二经之根""阴阳之会""呼吸之门""水火交会之乡"，是人体真气升降开合的枢纽，是汇集烹炼、储存真气的重要部位。实践证明，意守丹田有助于疏通脾胃经络，消积化瘀，加强胃肠蠕动，帮助消化吸收，消除饮食积滞，促使血液循环，从而起到防治消化系统疾病的作用。此外，习练本功法所要求的腹式呼吸，由于横膈肌上下移动的幅度较大，故对脾、胃、肝、胆、肠等脏腑的按摩刺激相应增强，有利于促进人体消化吸收能力增强，取得防治消化系统疾病的效果。

三十九、为何学练本功法有助于防治驼背?

所谓驼背,就是上背部向后成半圆形的突出。从侧面看一个驼背的人,两肩向前,头向前倾,影响美观,对身心健康也有不良影响。中医学认为,肾主骨,藏精,生髓,故肾脉通则肾气盛、精气足、身体健。本功法要求习练者身体中正,立地通天,提纲挈领,牵张筋膜,动作起伏、开合、升降、伸缩有度。实践证明,这些要求有助于肾精充实、生髓营肌,从而促进骨骼有机成分增加,肌肉丰满有力,协调自然,对防治青壮年驼背、职业性驼背、老年性驼背等有积极作用。

四十、为何学练本功法有助于改善肥胖症状?

肥胖,一般分为"外因性"和"内因性"两种。实践证明,本功法对进食过多、缺乏运动、多坐着工作、缺乏体力劳动等引起的外因性肥胖具有良好的改善效果。需要指出的是,要获得良好的减肥塑身效果,一是需要相对较大的运动量、较长的练习时间,动作有一定的难度,以及持之以恒,慎终如始,每次练功以出微汗为度。二是注意每天的饮食宜适量,切勿暴饮暴食、大鱼大肉。三是宜早睡早起,可在庭院、湖边、花园等场所进行较长时间的散步。

四十一、学练本功法如何使日常生活中的膳食均衡?

饮食养生的总原则是"衡食"。所谓衡食,就是指平衡膳食,或者称"合理膳食"。合理膳食的标准是营养全面。营养是人类摄取食物，满足自身生理需要的、必要的生物学过程。合理营养，是指每日膳食中，应包括用膳者所需要的热能及各种营养素。人体为了保持健康，需要40多种营养素，其中包括来源于碳水化合物、脂肪与蛋白质的能量，来源于蛋白质的氨基酸，来源于脂肪和油的脂肪酸，来源于各种食物的维生素和矿物质。在人的生活中，除了1～6个月的婴儿吃一种单一的食物"人奶"，从来没有一种单一的食物能提供人体所需的全面的营养素。

到底该怎样安排一日三餐？我们提倡本功法学练者饮食要杂合以养（五谷为养，五果为助，五畜为益，五菜为充，气味合而服之以补精益气），并遵循早吃好、午吃饱、晚吃少，饮食有节，饮食以时的古训，讲究荤素食、主副食、正餐、零散小吃，以及食与饮之间合理搭配。对老年人来讲，由于基础代谢低、身体活动少，故应以低热能、少脂肪、多种维生素、无机盐和含有充分的优质蛋白质的食物等为好；同时，宜注意"饮温暖而戒寒凉，食细软而远生硬"，做到"食服常温，四体常春"。有专家提出的合理膳食金字塔也可作为借鉴：第一层是粮谷类食物400～500克；第二层是蔬菜和水果300～400克；第三层是奶和奶制品200～300克；第四层为动物型食品100～200克；塔尖为适量的油、盐、糖。

四十二、学练本功法如何在日常生活中调节起居？

遵照一年四季、一日四时、周而复始、循环往复、科学有序的规律安排生活节奏，以达祛病健身、延年益寿的目的，是谓起居养生。古代名医张隐庵说："起居有常，养其神也。不妄作劳，养其精也。夫神气去，形独居，人得死。能调养神气，故能与形俱存，而尽终其天年也。"这是告诉我们，欲身体安康，宜调养神气。日常如何安排起居？众所周知，一年四季，时间由冬至至夏至，白昼渐长，黑夜渐短；夏至至冬至，黑夜渐长，白昼渐短。气候有春温、夏热、秋凉、冬寒的变化。人体则表现为春夏阳气渐长，秋冬阴气渐旺，即阳气春生、夏长、秋收、冬藏。习练者的四季起居作息应当与之相应。

一日四时，天有白昼、黑夜的阴阳交替，人也有阴阳消长的不断转化。《素问·金匮真言论》说："平旦至日中，天之阳，阳中之阳也；日中至黄昏，天之阳，阳中之阴也；合夜至鸡鸣，天之阴，阴中之阴也；鸡鸣至平旦，天之阴，阴中之阳也。故人亦应之。"一般来说，早晨至中午，人体阳气旺盛，阴气内守，精力充沛，工作效率较高，是练功的好时机。中午至黄昏，阳气渐消，阴气渐长，人们仍有较强的活动能力，但逐渐感到疲倦。入夜后阳气潜藏，阴气布于全身，需要合眼休眠。鸡鸣至早晨，又出现阴消阳长的变化，开始新的一天的循环。这是古人在长期的生活实践中，探索时令气候、地域环境及人体与之相应的客观变化规律，总结出来的一整套行之有效的起居养生经验，值得习练者借鉴。

四十三、本功法习练者是否必须禁烟、酒、肉？

研究表明，习练本功法者以禁烟为好。长期吸烟会引起视力、听力和记忆力下降，并诱发慢性气管炎、牙周炎、肾脏病、胃溃疡、冠心病及口腔癌、肺癌等疾病，故本功法习练者最好禁烟。

关于禁酒的问题，不能绝对化，应区别对待。譬如，亲朋相会，故友重逢，佳肴席中，饮杯美酒，既可悦神爽志，又能释情助兴。在这种情况下，喝两杯酒是完全可以的，也是应该的。但是，嗜酒作乐或借酒消愁，甚至喝得酩酊大醉，那就有害身体了。习练者一定要严防这种现象出现。如果饮酒过量，酒精刺激胃壁会引起急性胃炎，轻者出现恶心、呕吐，严重者出现神经先短期兴奋、胡言乱语，继而大脑皮层处于麻醉状态，不省人事。因此，过量饮酒对身体是非常不利的，应该引以为戒。然而，对练功的人来说，由于酒具有促进血液循环、畅通经络、加强新陈代谢、增进食欲、消除疲劳和有益睡眠等作用，所以少喝一点酒还是有益的。《本草纲目》指出："酒少饮则和血行气，壮神御寒，消愁遣兴；痛饮则伤神耗血，损胃亡精，生痰动火。"这告诉人们，酒不是不能喝，关键是不能多喝，应该少喝。所谓少喝，一般来说，日饮量啤酒不超过一升，葡萄酒不超过四两，白酒不超过二两为宜。

要求习练者禁止食肉的说法是毫无根据的。应该说练功的人要适量食肉。营养学家告诉我们，猪肉有生津液、丰肌体、泽皮肤的功效，猪皮炼成胶有活血、补血的作用。牛肉可补中益气，增加人体抵抗力。羊肉是助元阳、补精血、疗肺虚、益劳损的佳品。兔肉是中老年人和肥胖症、高血压病、冠心病、糖尿病患者的理想肉食。鸡的肉、肝、肾、心、蛋均有较好的医疗价值：鸡肝补肝肾，鸡肾疗耳疾，鸡心治心悸，蛋清有清热解毒、消炎的作用，蛋黄有温胃、镇静之功效……一个人不论练功与否均应适当食肉。当然，过多地食用动物脂肪对身体是不利的，甚至是有害的。因为动物脂肪含胆固醇等脂类物质较高，如果体内胆固醇过高，超过正常水平，就会堆积在冠状动脉和脑动脉的内膜，形成粥样斑块，使血管壁变厚、弹性降低，从而导致心肌缺血、缺氧，轻则产生心绞痛，重则造成心肌梗塞，或脑部缺血、缺氧，引起肢体麻木、半身不遂等疾病。因此，不宜过量吃含胆固醇较高的食物。

四十四、本功法习练者为何要有足够的睡眠？

充足的睡眠，是最重要的一种休息方法，是保持健康、延缓衰老的基本手段。人的一生约有三分之一的时间是在睡眠中度过的。当人睡眠时，一切生理活动都降到最低水平：脑的葡萄糖需要量减少，氧化速度降低，肌肉相对松弛，心脏跳动和血液循环减慢，血压有所下降，肺脏呼吸徐缓而平稳，新陈代谢降低，体温下降，尿量减少，胃液分泌增多，唾液减少等。表明睡眠是由消耗状态转向恢复过程，为人体活动积蓄能量。因此，每天保证充足的睡眠时间是非常有益的。实践告诉我们，一昼夜睡眠的总时间，老幼有别，人人不同，差异很大。英国拉夫伯勒大学睡眠研究所做了如下的界定：3~5岁的儿童每天需睡10~12小时，20~29岁的青年人为7~8小时，而老年人一般为5~8小时。

四十五、夏天太热，冬天太冷，是否可在室内练习本功法？

一般来说，温热天气利于经络传导。因而，在温热的春夏两季，在室外阴凉通风的地方练习本功法的效果较好；秋冬两季气候由凉转寒，在室外向阳温暖处练习本功法有益无害。如果室外没有适宜的练功之处，为了避暑防寒改在室内练功也是完全可以的。不过，室内练功时一定要注意保持空气流通。同时要注意练功位置的选择，特别是冬天一定不要让风直接吹到身上，注意保暖，老年习练者尤要注意防止着凉感冒。

四十六、学练本功法为何重视信寿延龄？

信，指信心；寿，指长寿。信寿，就是倡议所有习练者要有信心达到长寿，颐养天年。人到了老年，由于生理机能的老化，机体各组织器官功能衰退，免疫力下降，从而易患一些疾病。心理上也会随之产生孤独感、老朽感、末日感，终日忧心忡忡、意气消沉，面对风烛残年而悲伤不已，发出"可怜白发生"的感叹。这是自我意识衰退的表现，是一种不健康的心理状态，是老化的一种危险倾向。古人云："畏老老转迫，忧病病弥缚，不畏复不忧，是除老病药。"因此，树立健康长寿的信心对老年人来讲是非常重要的。

生命科学虽然早已揭示年华不能复返，长生不老是不可能的。但是，衰老是可以推迟的，疾病是可以战胜的，寿命是可以延长的，关键在于我们是不是积极地进行自我生命规划。医学家告诉我们，有了生命指标，就是有了信念，有了信念，就有了奋斗目标，有了奋斗目标，就有了动力。这种信念和动力就是老年人的精神支柱，就是健康长寿的良药。这不是唯心论，而是精神反映到人体上的物质作用。马克思曾经说过："一种美好的心情比十副良药更能解除生理上的疲惫和痛楚。"这深刻地告诉人们，好的精神因素可以转化为获得长寿的物质力量。

心理学家也告诉我们，坚定长寿信心，属于一种积极肯定的情感，而这种情感能使人产生愉快轻松的情绪，有益于人体各种激素的正常分泌，有利于调节脑细胞的兴奋性，有助于促进机体中的血液循环，还可以激发人们与疾病和衰老斗争的勇气，从而锻炼意志、陶冶情操，达到长寿的目的。

坚定长寿信心的情感从何而来呢？专家们和无数人的经验告诉我们，这种积极肯定的情感来自对生活的热爱和对事业的追求。开国名将孙毅将军说："无私奉献，健康长寿。"著名的作家、世纪老人冰心说："人之生命在于付出。"备受敬仰的刘建章老人说："淡泊名利，全心为民。"三位老人，一个"无私奉献"，一个认为"生命在于付出"，一个"一心为民"，这是什么精神？这就是鲁迅先生所说的"俯首甘为孺子牛"的献身精神，是中华民族的光辉象征。上述这三位老人饱含深情的话语，总结为一句话，就是"老骥伏枥，志在千里"，坚定长寿信心，是广大健身气功习练者学习的榜样。

四十七、学练本功法为何重视家庭和睦？

美好的人生应具备三个条件：一是身心健康，二是事业有成，三是家庭和睦。人生在世，家庭是人生的重要舞台，美满的家庭应包括：夫妻间的恩爱，长者对子女的慈爱，子女对长者的敬爱，兄弟姐妹间的互爱。这是一家人和睦相处、强身健体的一剂良药。如何营造一个理想的家庭气氛？首先，做家长的要品德高尚，言行举止方面一定要给子女做出表率。这样，孩子对父母、祖父母自然会尊敬，做父母的千万不要在孩子面前吵架，母与女、婆与媳、夫与妻、父与子之间一定要和睦相处，这是家庭美满的基础。

清代《劝孝歌》说："富贵养亲易，亲常有不安。贫贱养儿难，儿不受饥寒，一条心，两条路，……劝君养亲如养儿，凡事莫推家不富。"孝与不孝，虽然没有一个客观的标准，但养亲如养儿，做儿女的对待老人像对待自己的子女一样，就可以说是孝顺了。在现实生活中，青年人与老年人之间往往有着一种心理屏障，两代人的心理不同，彼此看不惯，心情不舒畅，影响了各自的心理健康。历史资料表明，清代"扬州八怪"之一的郑板桥在潍县当县令时，因开仓赈灾触怒了权贵，被革职还乡，当老百姓洒泪送别时，请他讲几句话，他沉思了一会儿说："请你们回去后，把老人当孩子对待。"这句话乍听起来犹如戏言，但是确有深刻的意义。他是在告诉人们，特别是告诉晚辈在任何情况下，都不要忘记供养老人、孝敬父母。

当下，良好的生活环境更是为习练者的健康长寿提供了保障。愿广大习练者能够重视家庭和睦，创造良好的身心环境，在学练本功法的过程中收到祛病强身、颐养天年的效果。

四十八、为何只有破除迷信、相信科学才能练好本功法？

自古以来，不少"仙家""道士"都在寻求延年益寿的方法，一些人对长生不老梦寐以求，或求助于金丹、或依靠"仙药"、或相信巫咒等，但总是以失望告终。

史书记载：距今两千多年前的秦始皇，为了长生不老，派遣著名方士徐市（一名徐福）带着三千名童男、童女到茫茫的渤海——蓬莱仙境，寻找长生不老之药，结果杳无音讯，到头来还是暴死征途，只活了49岁。唐王朝近三百年历史中，21个皇帝有半数以上因服用由矿石冶炼成的"仙丹"中毒而亡。这是因为这些帝王将相违背了人的生理规律及科学原理，陷入玄学迷信。

千百年来的实践证明，一个人想长寿，要破除迷信、尊重科学，加强自身的锻炼，严格注重养生。本功法以疏导经络为基础，以气血理论为核心，以阴阳五行为辨证，以"四乐八互"为准绳，以中医西医互兼顾等理论编创而成，旨在祛病强身、益寿延年、修养心性，坚持练习，定能受益终生。

四十九、对健康来说，除养气外，为何尚需气之调和？

《千金要方·调气法》云："善摄养者，须知调气方焉。调气方疗百病大患。"《太上老君养生诀》也说："善摄生者，先须知调气之法焉。"张介宾对调气则更有深入透彻的论述："夫百病皆生于气，正（言、行、坐、立为四正）以气之为用，无所不至，一有不调，则无所不病。"这些均在告诉人们，气之不调乃病之所处。本功法运用了该调气的方法，强调起吸落呼、开吸合呼、先吸后呼等法。实践证明，此法具有气机调和的显著作用，能取得心身调畅、抗拒病邪之果。

五十、如何更好地记忆本功法各式的动作名称？

可以运用"龙凤呈祥"的故事帮助习练者记忆各式动作的名称。故事梗概如下：

某朝年幼的皇帝大婚，需要了解纳彩迎娶时路途是否安全？环境风景如何？于是，皇太后下旨，邀请当时最有名的射箭高手飞卫。飞卫为了将这件重大的喜事完成好，故将其高徒纪昌请过来完成这项任务。

飞卫对纪昌说：你在某月某天"元、亨、利、贞"之黄道吉日、"卯"时（5—7时）出发。《淮南子·天文训》云："卯者，茂也。"故本功法第一式安排了"乾元启运"之动作。

飞卫接着说：你穿上"岁祈时泰、阴阳合一"的太极八卦衣以护身躯，准时圆满地完成太后交给的任务。于是本功法第二式安排了"双鱼悬阁"，以表其意。

飞卫接着又说，你骑着伏枥识途、经验丰富的老马，踏踏实实，稳步前进，安全行驶，故第三式安排了"老骥伏枥"的动作，以体现磅礴激情和积极进取的精神。

遵照师命，纪昌开始了长途行程。为了一路平安和强身健体，纪昌在路途中施展了射箭绝技，一箭穿透了挂在树梢上的虱子。这就是第四式"纪昌贯虱"。

由于路途遥远，经过长途跋涉，历尽艰辛，十分辛苦。于是纪昌下马，躬身折体，抖擞精神，清理一下身上的灰尘杂物。故第五式安排了"躬身掸靴"之动作。

万里晴空，风和日丽，时光飞逝，夜幕降临，月光如水，格外动人，纪昌在此美景下行功导引，旋转身躯，举目观天。故第六式安排了"犀牛望月"的动作。

在月光的照射下，满塘的荷花，"香远益清，亭亭净植"，在此美景的感召下，纪昌兴致大增，借景抒怀。故第七式安排了"芙蓉出水"，以示情景相依，陶冶心怀。

遍天开远景，大地换新风，转眼之间夜幕驱散，曙光映天，在"一唱雄鸡天下白"之时，纪昌与鸡俱兴，精神抖擞。故第八式安排了"金鸡报晓"。

纪昌继续前行，犹如群雁腾飞、志朝峰顶一般。突然一只体弱的幼雁掉队下落，被群雁之首及时发现，亦随之降落营救，体现了"喜讯一则救一子，情投意合乐开怀"之深情厚意。故第九式安排了"平沙落雁"。

群雁越飞越高，潇洒飘逸，直向云端，这样的壮丽美景勾起了纪昌对大自然的美好向往。故第十式安排了"云端白鹤"，以示"壮志凌云峥嵘景，万象更新添雅情"之美好前程。

时光飞逝，朝霞初露，旭日东升，群鸟欢唱，凤凰（指皇帝的未婚妻）来临，欢容雅意迎接纪昌，感谢纪昌"锦上添花，雪中送炭；几番磨炼，真情雅现"。故第十一式安排了"凤凰来仪"。

纪昌一昼夜的旅途奔波，风尘仆仆，虽艰辛劳累，仍然精神焕发，容光满面，精神尚旺，调整了身心，以达"气息归元"之果，大有幸福如意之感。

这就是健身气功·导引养生功十二法为何安排此十二个动作的故事浅说。正是：

> 万象更新抒情怀，精神爽朗展瑞彩。
>
> 福迎盛世添锦绣，喜纳赤诚沁心来。

五十一、本功法式名"调平仄"的语言特点是什么？

《辞海》云："平，指四声中的平声，仄，指四声中的'上''去''入'三声。"旧诗赋及骈文中所用的字音，平声与仄声相互调节，使声调协调，谓之调平仄。古往今来，人们经常运用传统的五字句或七字句的平仄，而本功法却运用了"四字句"的平仄变化。实践证明，这些诗句可以从各角度、层面引导和启发习练者理解功法的寓意，从而创造优美心境，以达修身养性，提高机体免疫力，防治疾病之目的。

1. 仄仄仄仄

第一式　乾元启运（qián yuán qǐ yùn）

第三式　老骥伏枥（lǎo jì fú Lì）

第十一式　凤凰来仪（fèng huáng lái yí）

2. 平仄仄仄

第二式　双鱼悬阁（shuāng yú xuán gé）

第六式　犀牛望月（xī niú wàng yuè）

3. 仄平仄平

第四式　纪昌贯虱（jì chāng guàn shī）

4. 平平仄平

第五式　躬身掸靴（gōng shēn dǎn xuē）

5. 仄仄平仄

第七式　芙蓉出水（fú róng chū shuǐ）

6. 平平仄仄

第八式　金鸡报晓（jīn jī bào xiǎo）

7. 仄平仄仄

第九式　平沙落雁（píng shā luò yàn）

第十式　云端白鹤（yún duān bái hè）

8. 仄平平仄

第十二式　气息归元（qì xī guī yuán）

从以上平仄音韵规律的阐述可以看出健身气功·导引养生功十二法的形象性和艺术性。举例来说，如果本功法的音乐是无字的诗的话，那么本功法的语言就是诗中之画。

五十二、学练本功法多读些诗文有何益处？

众所周知，古今诗文中有很多谈养生长寿的故事和脍炙人口的名篇，读来朗朗上口，赏心悦目，其韵律和文辞之美融合得天衣无缝。如杜甫诗云："落日心犹壮，秋风病欲苏，古来存老马，不必取长途。"这首诗告诉我们，人老了虽然不宜做那些繁重紧张的工作，但应该根据自己的情况，做些力所能及的事情。再如宋朝民族英雄李纲的《病牛》，读起来也发人深思："耕犁千亩实千箱，力尽筋疲谁复伤？但得众生皆得饱，不辞羸病卧残阳。"他在诗中说，使全国的老百姓都能够吃得饱，就是累得他筋疲力尽，身体多病，骨瘦如柴，也心甘情愿。

实践经验告诉我们，老年朋友们在茶余饭后多读一些古籍诗文、经典名著，也能陶冶情操、开阔视野，提高练习健身气功的技艺。本功法正是在这种理念的指导下，上索远古，下迄近今，本着"重意胜过重形"的传统雅趣，围绕着"尽意"的核心原则，融进了意念图象化的特点，将"功融诗画，漫笔抒怀"的风格作为功法特点之一，予以重点阐述。此外，本功法十二个动作的名称解诂和基本动作，均是在此观点启迪激发下，经过反复推敲，多次修订成文。这种诗词旋律之美与人们追求美好的心态有机结合，是净化大脑、健美身躯、延年益寿的内容。

健身气功·导引养生功十二法

参 考 文 献

［1］汉·马王堆导引图.

［2］明·冷谦. 修龄要旨. 国家图书馆馆藏本.

［3］明·李时珍. 奇经八脉考. 国家图书馆馆藏本.

［4］针灸学讲义. 北京中医学院.

［5］内经讲义. 北京中医学院, 1963.

［6］庄周. 庄子. 实用中国养生全书［M］. 上海：学林出版社, 1990.

［7］吕不韦. 吕氏春秋·实用中国养生全书［M］. 上海：学林出版社,
1990.

［8］陶弘景. 养性延命录·实用中国养生全书［M］. 上海：学林出版社,
1990.

［9］巢元方. 诸病源候论·实用中国养生全书［M］. 上海：学林出版社,
1990.

［10］孙思邈. 千金要方·实用中国养生全书［M］. 上海：学林出版社,
1990.

［11］太医院. 圣济总录·实用中国养生全书［M］. 上海：学林出版社,
1990.

［12］印会河 中医基础理论［M］. 上海：上海科学技术出版社, 1984.

［13］奚水江. 针灸学法学［M］. 上海：上海科学技术出版社, 1985.

［14］马济人. 中国气功学［M］. 西安：陕西科学技术出版社, 1985.

［15］程士德. 内经讲义［M］. 上海：上海科学技术出版社, 2009.

［16］杨力. 周易与中医学［M］. 北京：北京科学技术出版社, 2005.

［17］钱信忠, 李艳芳. 健康是财富［M］. 北京：华龄出版社, 2003.

［18］伍后胜, 周金泉. 道儒百家话养生［M］. 北京：人民军医出版社,
1994.

［19］全国体育院校教材委员会. 运动解剖学［M］. 北京：人民体育出版社，2012.

［20］全国体育院校教材委员会. 运动生理学［M］. 北京：人民体育出版社，2012.

［21］李鼎，肖少卿. 经络学［M］. 上海：上海科学技术出版社，1995.

［22］邓铁涛，郭振球. 中医诊断学［M］. 上海：上海科学技术出版社，1995.

［23］南怀瑾. 易经系传别讲［M］. 北京：中国世界语出版社，1996.

［24］唐赤容. 黄帝内经. 素问［M］. 北京：中国文联出版公司，2016.

［25］唐赤容. 黄帝内经. 灵枢［M］. 北京：中国文联出版公司，2016.

［26］黄健民. 中国医学保健作品选［M］. 太原：山西科学教育出版社，1986.

［27］张瑞文. 八卦探秘［M］. 北京：花山文艺出版社，1990.

［28］施杞. 实用中国养生全书［M］. 上海：学林出版社，1990.

［29］肖永林，肖寄平. 医海珠玉［M］. 北京：人民卫生出版社，1998.

［30］刘宝海，郭利生. 子午流注与气功健身［M］. 济南：山东科学技术出版社，1990.

［31］杨继洲. 针灸大成［M］. 北京：人民卫生出版社，1973.

［32］常秉义. 周易与汉字［M］. 乌鲁木齐：新疆人民出版社，2000.

［33］石雨. 长寿易学万年历［M］. 成都：四川科学技术出版社，1990.

［34］郑洪新，卢玉起. 内经气血概论［M］. 沈阳：辽宁科学技术出版社，1984.

［35］刘力红. 思考中医［M］. 南宁：广西师范大学出版社，2003.

［36］王新陆. 中医文化论丛［M］. 济南：齐鲁书社，2005.

［37］李庶巾. 传世养生秘笈起居养生之道［M］. 北京：中国戏剧出版社，2004.

［38］董维贤. 京剧流派［M］. 北京：文化艺术出版社，1981.

［39］张峰. 中国传统养生学［M］. 北京：新华出版社，1996.

［40］刘天君. 中医气功学［M］. 北京：人民卫生出版社，1999.

［41］卓大宏. 医疗体育常识［M］. 北京：人民体育出版社，1976.

［42］李春才. 医用静功在临床［M］. 天津：天津科技翻译出版公司，1995.

［43］冀运希. 健身气功常用词汇手册［M］. 北京：高等教育出版社，2012.

［44］吴志超. 导引养生史论稿［M］. 北京：北京体育大学出版社，1996.

［45］杜婕僡，隆瑞. 中华医学保健全书［M］. 北京：中国古籍出版社，1999.

参考文献

附录一 人体经络穴位图

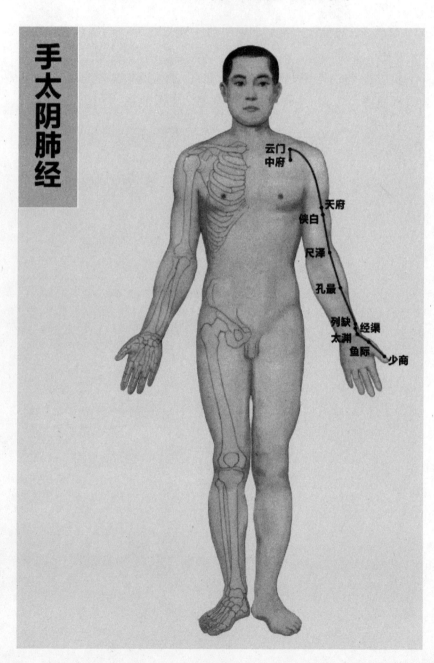

手太阴肺经

云门
中府
天府
侠白
尺泽
孔最
列缺
经渠
太渊
鱼际
少商

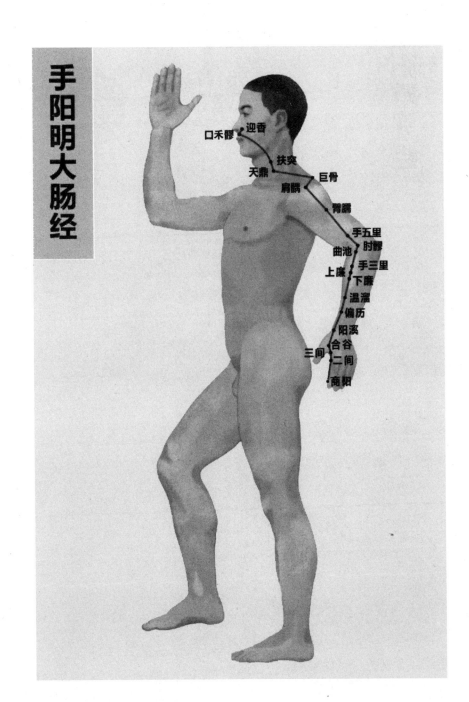

手阳明大肠经

口禾髎　迎香

扶突
天鼎　肩髃
巨骨
臑髎

手五里
曲池　肘髎
上廉　手三里
下廉
温溜
偏历
阳溪
合谷
三间　二间
商阳

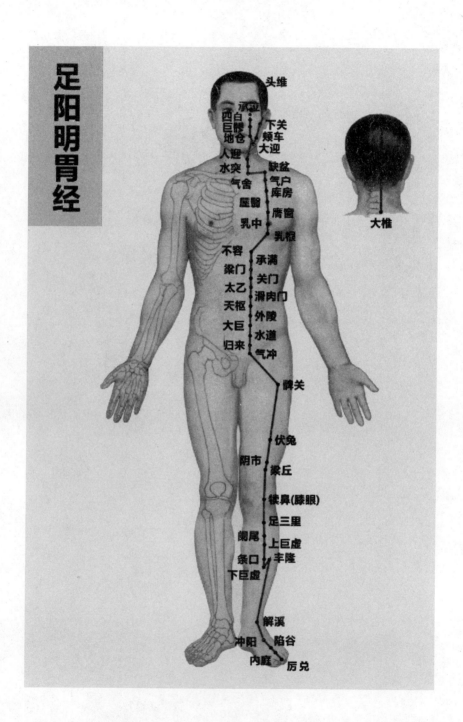

足阳明胃经

头维
承泣
四白
巨髎
地仓
人迎
水突
气舍
屋翳
乳中
不容
梁门
太乙
天枢
大巨
归来

下关
颊车
大迎
缺盆
气户
库房
膺窗
乳根
承满
关门
滑肉门
太乙
外陵
水道
气冲

髀关

伏兔
阴市
梁丘
犊鼻(膝眼)
足三里
阑尾
上巨虚
条口
丰隆
下巨虚

解溪
冲阳
陷谷
内庭
厉兑

大椎

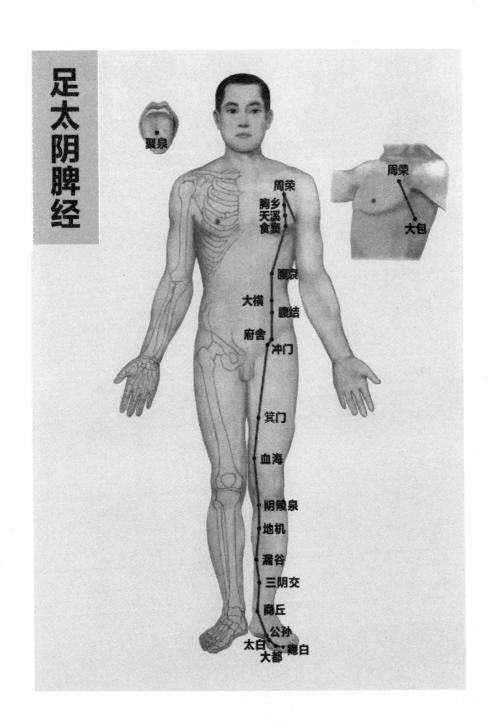

足太阴脾经

聚泉

周荣
胸乡
天溪
食窦

腹哀

大横　腹结

府舍

冲门

箕门

血海

阴陵泉

地机

漏谷

三阴交

商丘

公孙

太白　隐白

大都

周荣

大包

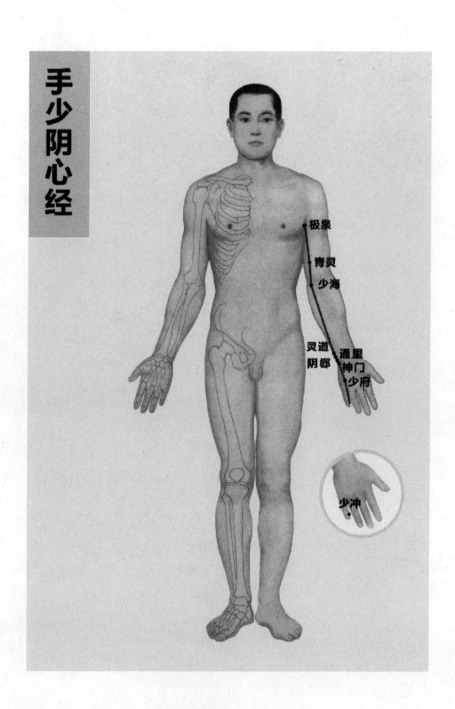

手少阴心经

极泉
青灵
少海

灵道　通里
阴郄　神门
　　　少府

少冲

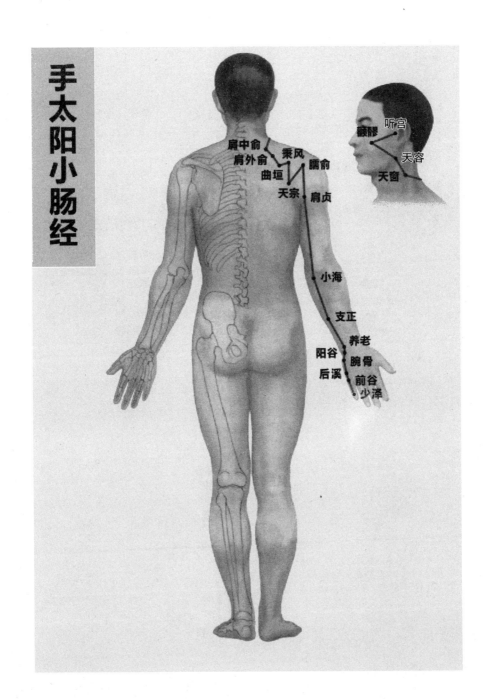

手太阳小肠经

肩中俞
肩外俞　秉风
曲垣　臑俞
天宗　肩贞

颧髎　听宫
天容
天窗

肩贞

小海

支正

养老
阳谷　腕骨
后溪　前谷
少泽

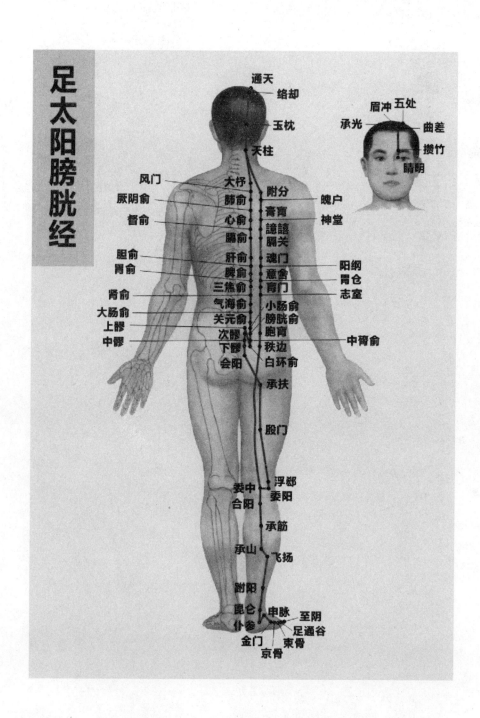

足太阳膀胱经

通天
络却
玉枕
天柱
眉冲　五处
承光　　曲差
　　　攒竹
　　　睛明

风门　　大杼　　附分　　魄户
厥阴俞　肺俞　　膏肓　　神堂
督俞　　心俞　　譩譆
　　　　膈俞　　膈关
胆俞　　肝俞　　魂门
胃俞　　脾俞　　意舍　　阳纲
　　　　三焦俞　肓门　　胃仓
肾俞　　气海俞　　　　　志室
大肠俞　关元俞　小肠俞
上髎　　次髎　　膀胱俞
中髎　　下髎　　胞肓　　中膂俞
　　　　会阳　　秩边
　　　　　　　　白环俞
　　　　　　　　承扶

殷门

委中　浮郄
合阳　委阳

承筋

承山　飞扬

跗阳
昆仑　申脉
仆参　　　至阴
金门　　足通谷
　　京骨　束骨

252

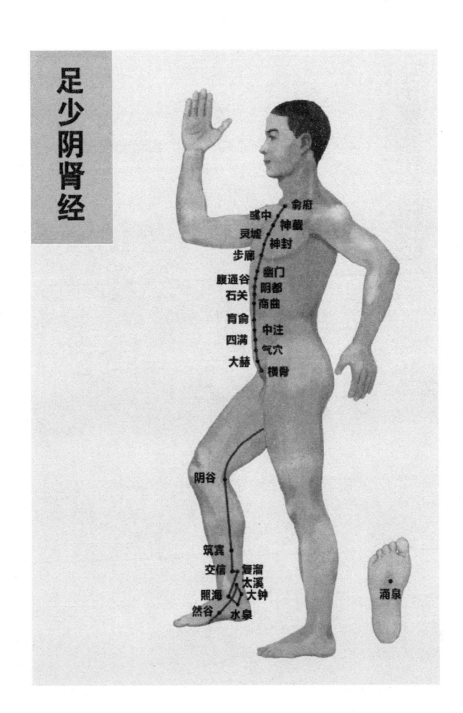

足少阴肾经

俞府
彧中　神藏
灵墟　神封
步廊
腹通谷　幽门
石关　阴都
　商曲
肓俞　中注
四满　气穴
大赫　横骨

阴谷

筑宾
交信　复溜
　太溪
照海　大钟
然谷　水泉

涌泉

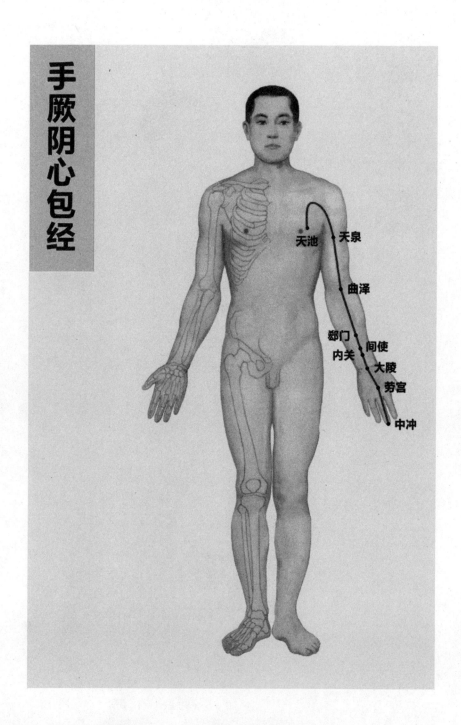

手厥阴心包经

天池　天泉

曲泽

郄门　间使
内关　大陵
　　　劳宫
　　　　中冲

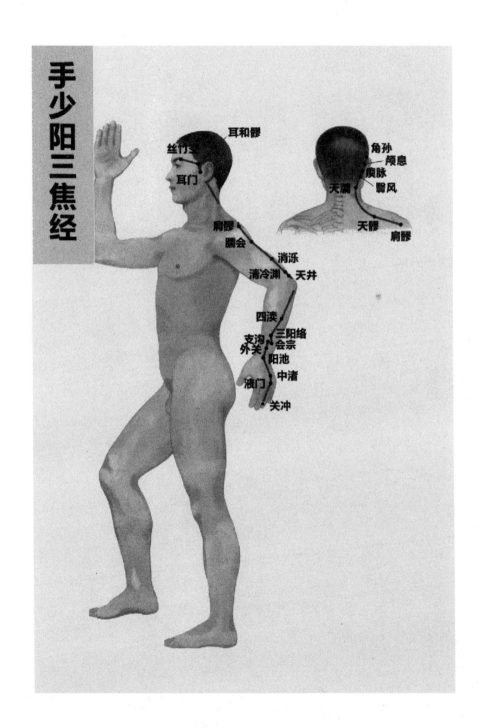

手少阳三焦经

耳和髎
丝竹空
耳门

角孙
颅息
瘈脉
翳风
天牖

肩髎
臑会
天髎
肩髎

消泺
清冷渊　天井

四渎
三阳络
支沟　会宗
外关　阳池
中渚
液门
关冲

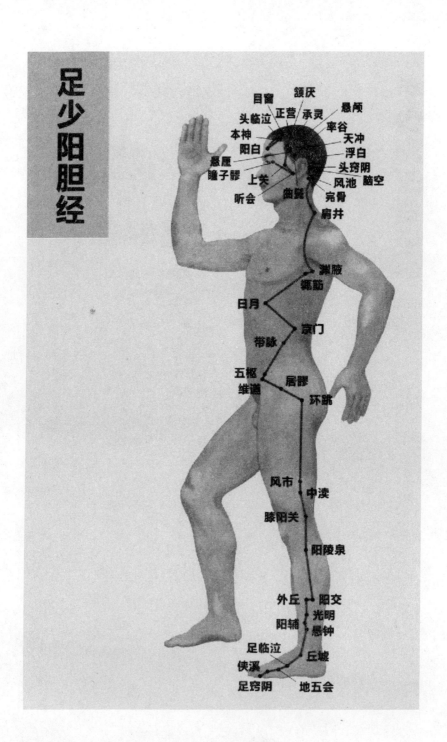

足少阳胆经

目窗　颔厌
头临泣　正营　承灵　悬颅
本神　　　　　率谷
阳白　　　　天冲
悬厘　　　浮白
瞳子髎　　头窍阴
上关　　风池　脑空
听会　曲鬓　完骨
肩井

渊腋
辄筋
日月　京门
带脉
五枢　居髎
维道　环跳

风市
中渎
膝阳关
阳陵泉

外丘　阳交
阳辅　光明
　　　悬钟
足临泣　丘墟
侠溪
足窍阴　地五会

256

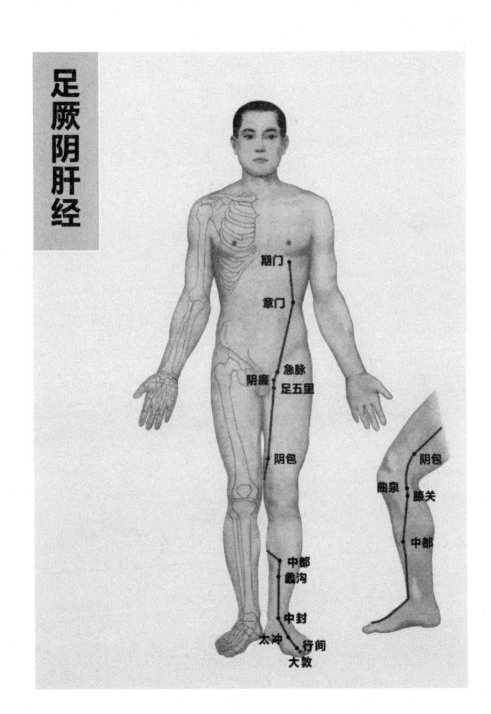

足厥阴肝经

期门
章门
急脉
阴廉
足五里
阴包
阴包
曲泉
膝关
中都
中都
蠡沟
中封
太冲
行间
大敦

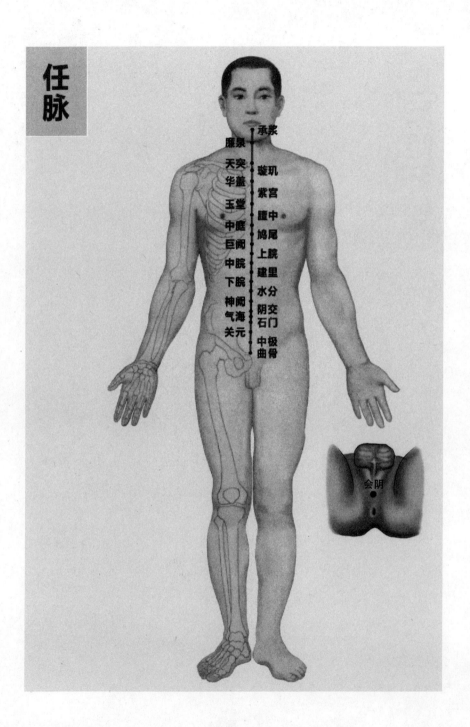

任脉

承浆
廉泉
天突
华盖
玉堂
中庭
巨阙
中脘
下脘
神阙
气海
关元
璇玑
紫宫
膻中
鸠尾
上脘
建里
水分
阴交
石门
中极
曲骨
会阴

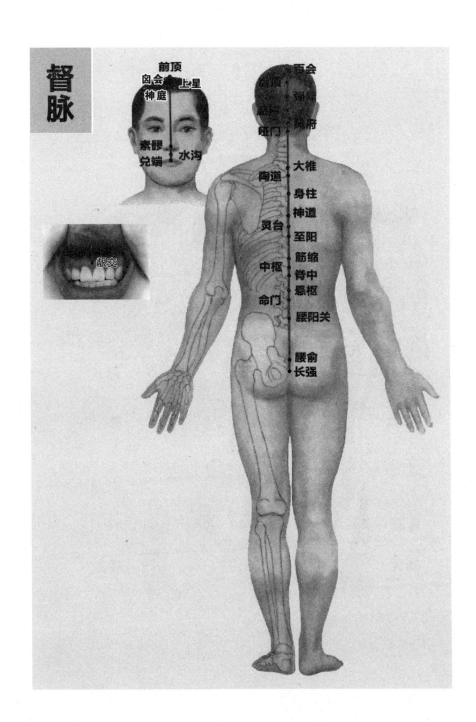

督脉

前顶
囟会　上星
神庭
素髎
兑端　水沟

龈交

顶会
后顶
强间
脑户
哑门
陶道
大椎
身柱
神道
灵台
至阳
筋缩
中枢
脊中
悬枢
命门
腰阳关
腰俞
长强

附录二　人体脏腑图

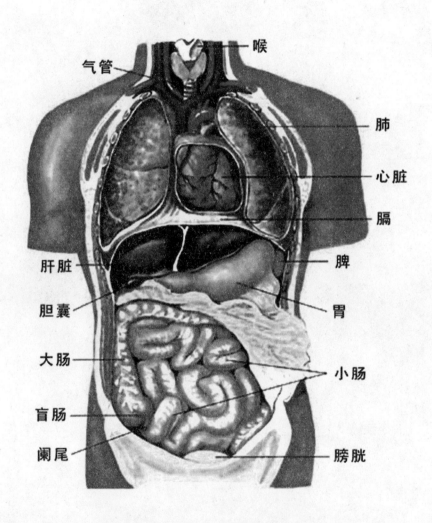

喉

气管

肺

心脏

膈

脾

肝脏

胆囊

胃

大肠

小肠

盲肠

阑尾

膀胱

附录三　人体浅层肌肉图

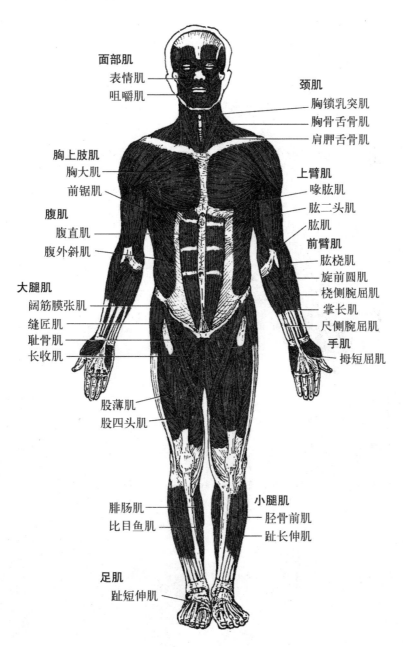

面部肌
　表情肌
　咀嚼肌

颈肌
　胸锁乳突肌
　胸骨舌骨肌
　肩胛舌骨肌

胸上肢肌
　胸大肌
　前锯肌

上臂肌
　喙肱肌
　肱二头肌
　肱肌

腹肌
　腹直肌
　腹外斜肌

前臂肌
　肱桡肌
　旋前圆肌
　桡侧腕屈肌
　掌长肌
　尺侧腕屈肌

大腿肌
　阔筋膜张肌
　缝匠肌
　耻骨肌
　长收肌

手肌
　拇短屈肌

　股薄肌
　股四头肌

小腿肌
　胫骨前肌
　趾长伸肌

　腓肠肌
　比目鱼肌

足肌
　趾短伸肌

全身浅层肌肉（前面）

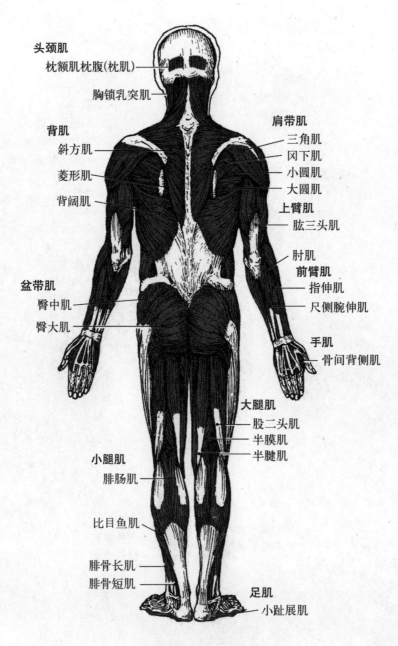

头颈肌
枕额肌枕腹(枕肌)
胸锁乳突肌

背肌
斜方肌
菱形肌
背阔肌

盆带肌
臀中肌
臀大肌

肩带肌
三角肌
冈下肌
小圆肌
大圆肌

上臂肌
肱三头肌

肘肌
前臂肌
指伸肌
尺侧腕伸肌

手肌
骨间背侧肌

大腿肌
股二头肌
半膜肌
半腱肌

小腿肌
腓肠肌

比目鱼肌

腓骨长肌
腓骨短肌

足肌
小趾展肌

全身浅层肌肉（背面）

附录四　人体骨骼图

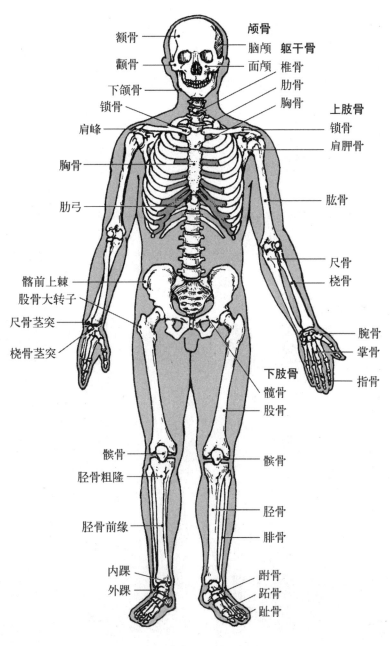

额骨

颧骨

下颌骨

锁骨

肩峰

胸骨

肋弓

髂前上棘

股骨大转子

尺骨茎突

桡骨茎突

颅骨

脑颅　**躯干骨**

面颅　椎骨

肋骨

胸骨

锁骨

肩胛骨

肱骨

尺骨

桡骨

腕骨

掌骨

指骨

上肢骨

下肢骨

髋骨

股骨

髌骨

胫骨粗隆

胫骨前缘

内踝

外踝

髌骨

胫骨

腓骨

跗骨

距骨

趾骨

全身骨骼（前面）

263

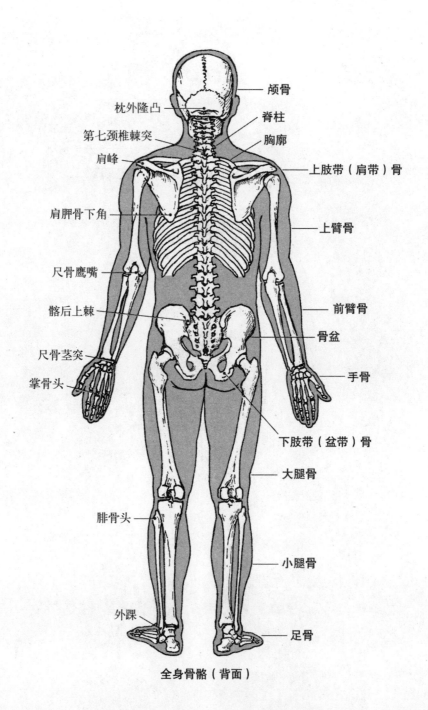

枕外隆凸

第七颈椎棘突

肩峰

肩胛骨下角

尺骨鹰嘴

髂后上棘

尺骨茎突

掌骨头

颅骨

脊柱

胸廓

上肢带（肩带）骨

上臂骨

前臂骨

骨盆

手骨

下肢带（盆带）骨

大腿骨

腓骨头

小腿骨

外踝

足骨

全身骨骼（背面）